A VISÃO INTEGRAL

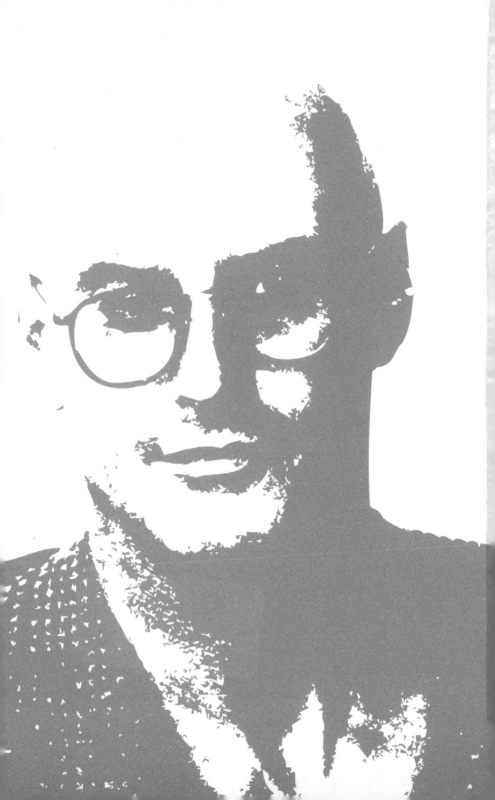

KEN WILBER

A VISÃO INTEGRAL

Uma Introdução à Revolucionária
Abordagem Integral da Vida, de Deus,
do Universo e de Tudo Mais

Tradução
Carmen Fischer

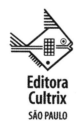

Editora
Cultrix

SÃO PAULO

Título original: *The Integral Vision*.
Copyright © 2007 Ken Wilber.
Copyright da edição brasileira © 2008 Editora Pensamento-Cultrix Ltda.
1ª edição 2008.
6ª reimpressão 2022.
Publicado mediante acordo com Shambhala Publications, Inc., 300 Massachusetts Ave., Boston, MA 02115, USA.
Copyright desenho da pág. 51 © The New Yorker Collection 1995 Edward Koren do cartoonbank.com. Todos os direitos reservados.
Consulte as páginas 229-230 para mais informações sobre os créditos das ilustrações e desenhos.
Todos os direitos reservados. Nenhuma parte deste livro pode ser reproduzida ou usada de qualquer forma ou por qualquer meio, eletrônico ou mecânico, inclusive fotocópias, gravações ou sistema de armazenamento em banco de dados, sem permissão por escrito, exceto nos casos de trechos curtos citados em resenhas críticas ou artigos de revistas.
A Editora Cultrix não se responsabiliza por eventuais mudanças ocorridas nos endereços convencionais ou eletrônicos citados neste livro.

Dados Internacionais de Catalogação na Publicação (CIP)
(Câmara Brasileira do Livro, SP, Brasil)

Wilber, Ken
    A visão integral : uma introdução à revolucionária Abordagem Integral da Vida, de Deus, do universo e de tudo mais / Ken Wilber ; tradução Carmen Fischer. — São Paulo : Cultrix, 2008.

    Título original: The integral vision.
    ISBN 978-85-316-1027-1
    1. Vida espiritual I. Título.

08-09001   CDD-191

Índices para catálogo sistemático:
1. Abordagem Integral da Vida : Espiritualidade : Filosofia   191

Direitos de tradução para a o Brasil
adquiridos com exclusividade pela
EDITORA PENSAMENTO-CULTRIX LTDA.
Rua Dr. Mário Vicente, 368 — 04270-000 — São Paulo, SP
Fone: (11) 2066-9000
E-mail: atendimento@editoracultrix.com.br
http://www.editoracultrix.com.br
que se reserva a propriedade literária desta tradução.
Foi feito o depósito legal.

Com agradecimentos especiais à equipe do Integral Institute que, com sua disposição incansável, sua inteligência, paixão e criatividade, está contribuindo para transformar a Visão Integral em realidade para todos aqueles que desejam participar da aventura "Todos os quadrantes, todos os níveis, todas as linhas, todos os estados e todos os tipos".

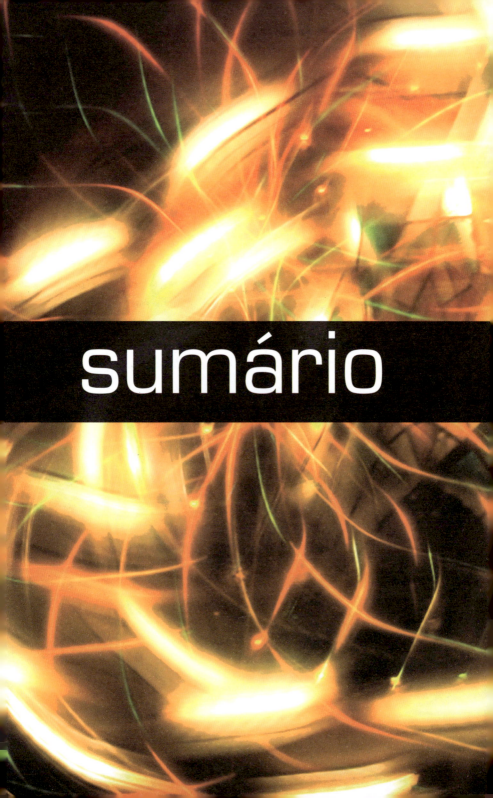
sumário

			PÁGINA
1	Introdução	→	9
2	Os Principais Ingredientes		21
3	E Agora: Como Todas Essas Peças Se Encaixam?		59
4	É Assim Que Funciona: Aplicações do Sistema Operacional Integral		85
5	É Assim Que Você Se Define: "Espiritual, Mas Não Religioso"?		105
6	Prática de Vida Integral: Tenha Uma Vida de Fato!		155
7	Não o Fim, Mas o Começo.		203

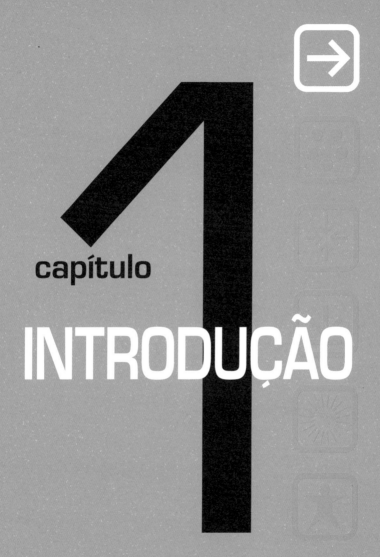

capítulo

INTRODUÇÃO

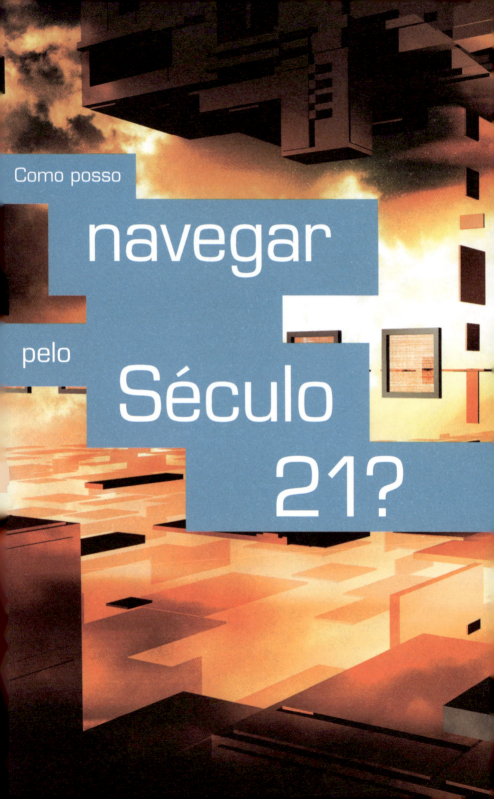

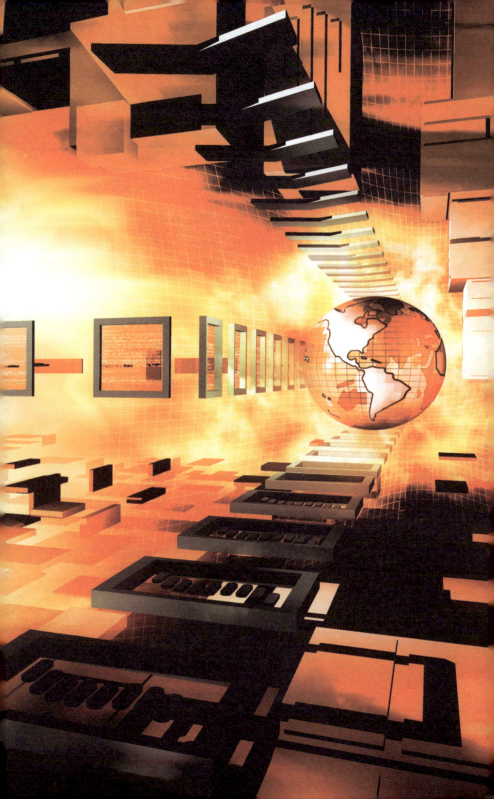

COMO PODEMOS *NOS*

ENTENDER COM A

NOSSA PRÓPRIA

VIDA E

PERCEPÇÃO?

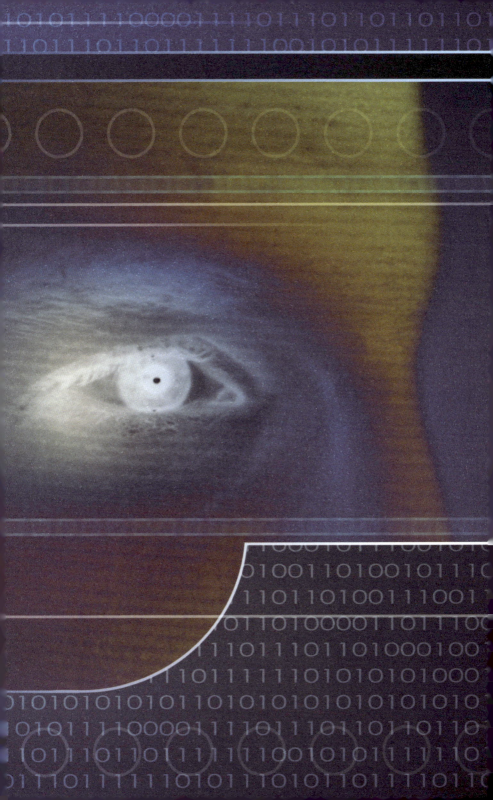

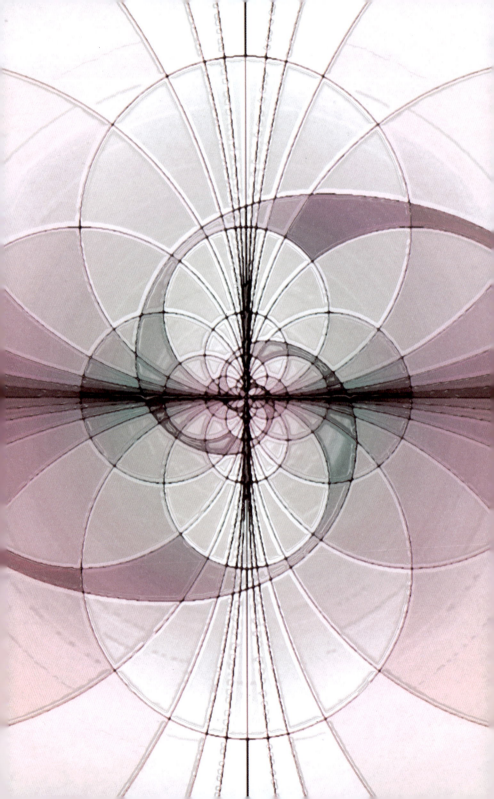

E se eu tivesse um mapa abrangente de mim mesmo e do admirável mundo novo, no qual pudesse me localizar?

A Visão Integral

Nestes últimos trinta anos, testemunhamos um fato único na história da humanidade: temos hoje acesso a todas as culturas do mundo. No passado, se você tivesse nascido, por exemplo, na China, provavelmente teria de passar toda a sua vida numa mesma cultura, muitas vezes numa mesma província e, outras ainda, numa mesma casa, vivendo, amando e morrendo num mesmo pequeno quinhão de terra. Mas hoje, não apenas as pessoas se movimentam geograficamente, mas também podem estudar, e de fato estudam, praticamente todas as culturas conhecidas que existem no planeta. Na aldeia global, todas as culturas estão expostas umas às outras.

O próprio conhecimento é hoje global. Isso quer dizer que, também pela primeira vez, a soma total do conhecimento humano está hoje à nossa disposição – o conhecimento, a experiência, a sabedoria e a reflexão de todas as grandes civilizações humanas, pré-modernas, modernas e pós-modernas – para ser estudada por qualquer pessoa interessada.

O que aconteceria se tomássemos literalmente tudo o que as diversas culturas nos têm a dizer a respeito do potencial humano – sobre desenvolvimento espiritual, desenvolvimento psicológico e desenvolvimento social – e colocássemos à mesa? Se tentássemos encontrar as chaves realmente imprescindíveis ao desenvolvimento humano, com base na soma total do conhecimento humano que temos hoje à nossa disposição? E se tentássemos, com base em amplos estudos interculturais, fazer uso de todas as grandes tradições do mundo para criar um mapa complexo e inclusivo, um mapa todo-abrangente ou *integral*, que abarcasse os melhores elementos de cada uma delas?

Parece complicado, complexo, assustador? E, em certo sentido, é tudo isso. Mas por outro lado, os resultados mostram-se surpreendentemente simples e claros. Nas últimas décadas, vem de fato ocorrendo uma ampla procura por um mapa que seja ca-

Introdução

paz de abarcar todos os potenciais humanos. Esse mapa leva em conta todos os sistemas e modelos conhecidos de desenvolvimento humano – desde os xamãs e sábios da antiguidade até as grandes descobertas atuais da ciência cognitiva – e decompõe seus principais componentes em cinco fatores simples, fatores esses que são elementos essenciais ou chaves que destravam e impulsionam a evolução humana.

Bem-vindo à Abordagem Integral.

Um Mapa Integral ou Abrangente

Quais são esses cinco elementos? Nós os denominamos **quadrantes**, **níveis**, **linhas**, **estados** e **tipos**. Como você pode ver, todos esses elementos já se encontram *acessíveis à sua própria percepção*. Esses cinco elementos não são meros conceitos teóricos, mas aspectos de sua própria experiência, contornos de sua própria consciência, como você poderá facilmente comprovar à medida que prossegue a leitura deste livro.

Qual é a vantagem de se usar esse Mapa Integral? Em primeiro lugar é o fato de que, qualquer que seja a sua área de atuação – negócios, medicina, psicoterapia, direito, ecologia ou simplesmente a vida e a aprendizagem –, o Mapa Integral é uma garantia de que você está "tocando todas as bases". Se você está tentando sobrevoar as Montanhas Rochosas, quanto mais preciso for o mapa, menor será a probabilidade de o avião cair. A Abordagem Integral permite que você utilize todos os recursos disponíveis para enfrentar qualquer situação, com maior probabilidade de êxito.

A Visão Integral

Em segundo lugar é o fato de que, se você aprender a localizar esses cinco elementos em sua própria percepção – porque eles estão presentes em qualquer evento –, poderá mais facilmente valorizá-los, exercitá-los, usá-los... e, com isso, acelerar imensamente seu próprio crescimento e desenvolvimento rumo a níveis mais elevados, mais amplos e profundos de ser, sem mencionar o nível mais elevado de excelência e realização no trabalho e na vida profissional. Uma mera familiaridade com esses cinco elementos do Modelo Integral irá ajudá-lo a orientar-se com mais facilidade e plenitude nesta empolgante jornada de descoberta e despertar.

Em resumo, a Abordagem Integral permite que você perceba tanto a si mesmo como o mundo circundante de maneiras mais abrangentes e efetivas. Mas um aspecto é importante ter claro desde o início. O Mapa Integral é apenas um mapa. Ele não é o território. É evidente que não queremos confundir o mapa com o território – mas tampouco queremos trabalhar com um mapa que seja impreciso ou defeituoso. Você iria querer sobrevoar as Montanhas Rochosas com um mapa inexato? O Mapa Integral é apenas um mapa, mas é o mapa mais completo e preciso de que dispomos hoje.

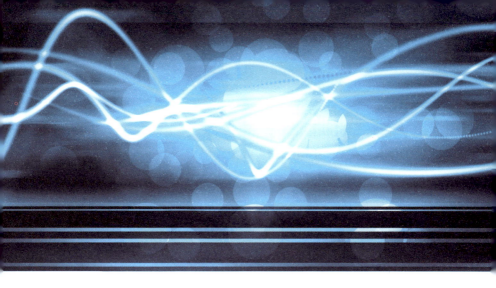

O que é um SOI?

SOI quer dizer **Sistema Operacional Integral**. Numa rede de informações, o sistema operacional é a infra-estrutura que permite operar os vários programas de software. Nós utilizamos o **Sistema Operacional Integral**, ou **SOI**, como outra denominação do Mapa Integral. A questão é simplesmente a seguinte: se você usa algum "software" em sua vida – seja na vida profissional, esportiva ou social –, é claro que vai preferir usar o melhor sistema operacional disponível, e o **SOI** preenche esse requisito. Por tocar todas as bases, ele permite que os programas mais eficientes sejam usados. Essa é apenas outra maneira de expressar a natureza abrangente e inclusiva do Modelo Integral.

Vamos também explorar o que talvez seja a forma mais importante de usar o Mapa Integral ou Sistema Operacional. Uma vez que pode ser usado para ajudar a indexar qualquer atividade – desde artes, dança, negócios, psicologia e política até ecologia e espiritualidade –, o Sistema Operacional Integral possibilita a cada um desses domínios comunicar-se com os outros. Se usam esse sistema operacional, os negócios dispõem da terminologia

A VISÃO INTEGRAL

com a qual se comunicar plenamente com a ecologia, que pode se comunicar com as artes que, por sua vez, podem se comunicar com o direito, e esse com a poesia, a educação, a medicina e a espiritualidade. Na história da humanidade, isso nunca ocorreu antes.

Usando a Abordagem Integral – usando um Mapa Integral ou Sistema Operacional Integral –, podemos facilitar e acelerar drasticamente o conhecimento interdisciplinar e transdisciplinar, criando com isso a primeira verdadeira comunidade de aprendizagem integral: a Integral University. E no que diz respeito à religião e à espiritualidade, o uso da Abordagem Integral possibilitou a criação do Integral Spiritual Center, onde alguns dos mais importantes mestres espirituais do mundo, de todas as principais tradições religiosas, se reuniram, não apenas para ouvir uns aos outros, mas também para "ensinar os mestres", o que resultou num dos mais extraordinários eventos de aprendizagem jamais imaginados. Voltaremos a falar posteriormente sobre essa importante comunidade e sobre como você poderá participar dela, se quiser.

Tudo começa, no entanto, com esses simples cinco elementos que já existem dentro do âmbito de sua própria consciência.

capítulo

2

OS PRINCIPAIS INGREDIENTES

Quais são os

ASPECTOS

essenciais

da minha própria

percepção neste

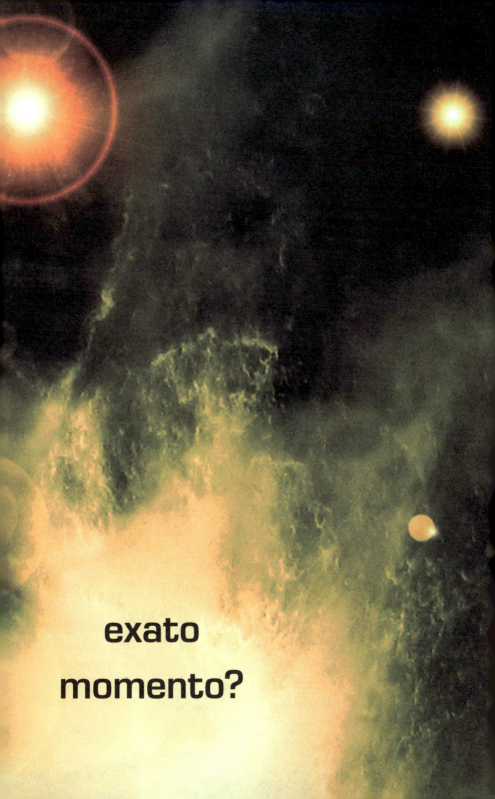
exato momento?

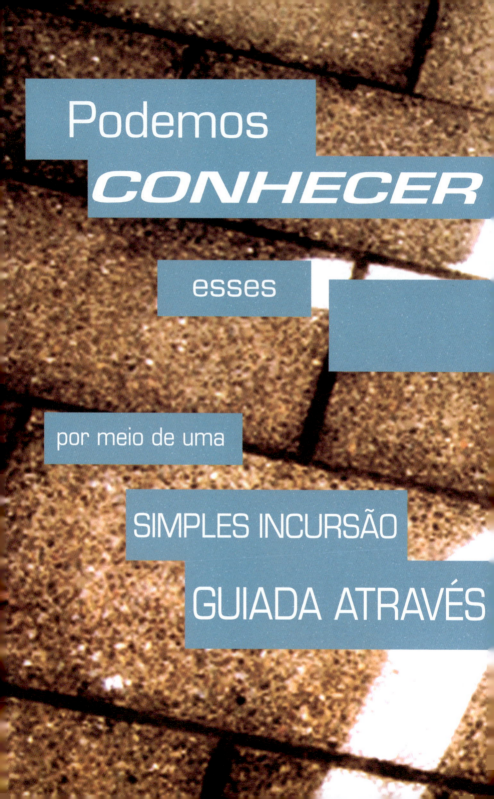

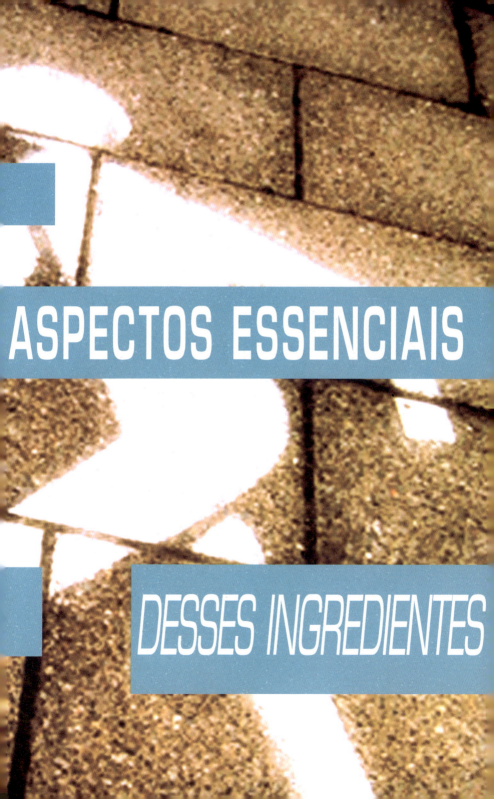
ASPECTOS ESSENCIAIS
DESSES INGREDIENTES

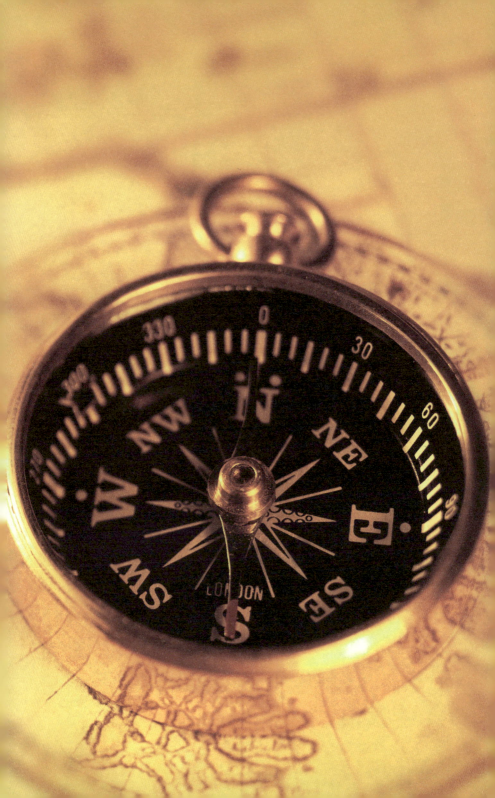

Na Introdução, dissemos que todos os cinco elementos do Mapa Integral estão disponíveis para serem acessados, neste exato momento, na sua própria percepção. O que segue é, portanto, de certa maneira, uma incursão guiada pela sua própria experiência. Por que você não vem então participar dela e ver se consegue localizar alguns desses aspectos emergindo em sua percepção neste exato momento?

A VISÃO INTEGRAL

ALGUNS ASPECTOS DO MAPA INTEGRAL REFEREM-SE A REALIDADES subjetivas que existem dentro de você, outras a realidades objetivas que existem no mundo exterior e outras ainda a realidades coletivas ou comunitárias compartilhadas com os outros. Vamos começar pelos estados de consciência, que se referem a realidades subjetivas.

Estados de consciência

Todos nós estamos familiarizados com os principais **estados de consciência**, que são os de vigília, de sonho e de sono profundo. Neste exato momento, sua consciência se encontra no estado de vigília (ou, se estiver cansado, talvez num estado de devaneio). Existem todos os tipos de diferentes estados de consciência, incluindo os *estados meditativos* (induzidos pelo yoga, pela oração contemplativa, pela meditação, etc.), *estados alterados de consciência* (como os induzidos por drogas) e uma grande variedade de *experiências de pico*, muitas das quais podem ser desencadeadas por experiências intensas como as de fazer amor, andar na natureza ou ouvir boa música.

As grandes tradições de sabedoria (como o misticismo cristão, o hinduísmo Vedanta, o budismo Vajrayana e a cabala judaica) sustentam que os três *estados naturais* da consciência – vigília, sonho e sono profundo e sem formas – contêm um tesouro sem dono de sabedoria e despertar espirituais... é só sabermos usá-lo corretamente. Em geral, consideramos o estado de sonho como sendo menos real, mas e se você conseguisse entrar nele em estado de vigília? E também em sono profundo? Será que você descobriria algo extraordinário nesses estados despertos?

Experiências de pico: Descargas de raios!

Num sentido muito especial, que vamos explorar mais adiante, os três principais estados naturais de vigília, sonho e sono profundo poderiam conter todo um espectro de iluminação espiritual. Você provavelmente já ouviu falar em satori, não ouviu? Esse é um termo zen que designa uma experiência profunda de despertar espiritual, que, pelo que se diz, contém os supremos segredos – ou segredo – do próprio universo.

Mas num nível muito mais simples e mundano, todo mundo conhece por experiência própria esses diversos estados de consciência, e esses estados costumam propiciar motivação, sentido e impulsos profundos tanto a você mesmo como a outras pessoas. Pense nas muitas experiências "aha!", de brilhantes inspirações criativas: e se fôssemos capazes de acessar essa fonte sempre que tivéssemos um problema sério para resolver? Em qualquer situação específica, os estados de consciência podem não constituir

A VISÃO INTEGRAL

um fator de grande importância, ou podem ser o fator determinante, mas nenhuma abordagem integral pode se dar ao luxo de ignorá-los. Sempre que estiver fazendo uso do **Sistema Operacional Integral**, você será automaticamente impelido a checar para ver se está tocando as bases com essas importantes realidades subjetivas. Esse é um exemplo de como um mapa – neste caso, o SOI ou o Mapa Integral – pode ajudá-lo a ver um território cuja existência você pode nem ter suspeitado, e também fornecer os recursos para percorrê-lo...

Estágios ou níveis de desenvolvimento

Uma coisa interessante com respeito aos estados de consciência é que, assim como vêm, eles vão embora. Até mesmo experiências de pico ou estados alterados de consciência, por mais profundos que sejam, surgem, permanecem por um instante e desaparecem. Por mais maravilhosas que sejam suas capacidades, elas são temporárias.

Conquanto os estados de consciência sejam temporários, os **estágios de consciência** são permanentes. Os estágios representam as conquistas efetivas alcançadas em termos de crescimento e desenvolvimento. Uma vez que você tenha alcançado um estágio, ele se torna uma aquisição permanente. Por exemplo, uma criança que tenha passado pelos estágios de desenvolvimento relacionados à aprendizagem da língua terá sempre acesso permanente à linguagem. A linguagem não é uma experiência de pico, que ocorre num instante e, em seguida, desaparece. A mesma coisa ocorre em outros tipos de crescimento. Uma vez que tenha atingido um estágio estável de crescimento e desenvolvimento,

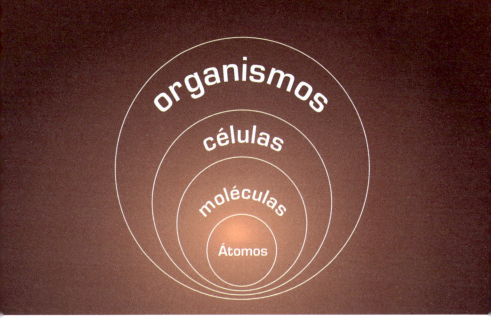

Figura 1. *Níveis: todo desenvolvimento é envolvimento.*

você terá acesso às capacidades desse estágio – como uma consciência maior, amor mais abrangente, mais responsabilidade ética, mais inteligência e percepção – em praticamente qualquer hora que desejar. *Estados passageiros* tornaram-se *características permanentes*.

Quantos estágios de desenvolvimento existem? Bem, lembre-se de que, em qualquer mapa, o modo de dividir e representar o território factual é bastante arbitrário. Por exemplo, quantos graus separam o estado de congelamento do ponto de ebulição da água? Pela escala, ou "mapa", de graus centígrados, são cem graus de diferença entre a água congelada e a fervente. Mas pela escala Fahrenheit, o congelamento ocorre à temperatura de 32 graus e a ebulição à de 212 graus, havendo, portanto, uma diferença de 180 graus entre os dois estados. Qual delas é a certa? Ambas. Só depende de como você prefere fatiar a torta.

O mesmo vale para os estágios. Existem modos infinitos de fatiar e mensurar o desenvolvimento e, portanto, existem modos

A Visão Integral

infinitos de **conceber os estágios**. Todos eles podem ser usados. De acordo com o sistema dos chakras da filosofia do yoga, por exemplo, existem sete principais estágios ou níveis de consciência. Para o célebre antropólogo Jean Gebser, existem cinco estágios: arcaico, mágico, mítico, racional e integral. De acordo com certos modelos psicológicos ocidentais, existem oito, doze ou mais níveis de desenvolvimento. Qual é o certo? Todos; depende simplesmente do que você quer observar no crescimento e no desenvolvimento.

"**Estágios** de desenvolvimento" são também chamados de "**níveis** de desenvolvimento", cuja idéia é que cada estágio representa um nível de organização ou um nível de complexidade. Por exemplo, na seqüência que vai dos átomos, passando pelas moléculas e células, até os organismos, cada um desses estágios de evolução envolve um nível maior de complexidade. A palavra "nível" não tem aqui nenhum juízo de valor nem implica qualquer exclusão, mas simplesmente indica que há qualidades *emergentes* importantes que tendem a existir de uma maneira abstrata, semelhante à dos quanta, e que esses saltos ou níveis de desenvolvimento são aspectos importantes de muitos fenômenos naturais.

E, o que é mais importante, para enfatizar a natureza fluida e mutável dos estágios, muitas vezes nós nos referimos a eles como **ondas**. Estágios ou ondas de desenvolvimento constituem um ingrediente importante do Sistema Operacional Integral. Em geral, no Modelo Integral trabalhamos com cerca de oito a dez níveis, estágios ou ondas de desenvolvimento da consciência. Descobrimos, depois de anos de pesquisa de campo, que trabalhar com um número maior de estágios do que esse se torna demasiadamente incômodo e com um número menor do que esse se torna demasiadamente vago. Alguns dos conceitos de estágio que costumamos usar incluem os de desenvolvimento do ego

Os Principais Ingredientes

criados por Jane Loevinger e Susann Cook-Greuter; os conceitos da Dinâmica em Espiral de Don Beck e Christopher Cowan; e os conceitos das ordens de consciência, pesquisados por Robert Kegan. Mas existem muitos outros conceitos válidos de estágio compatíveis com a Abordagem Integral e você poderá adotar qualquer um deles que julgar apropriado à sua situação.

Quando entrarmos nos detalhes específicos mais adiante neste livro, você verá como os estágios podem ser incrivelmente importantes. Mas vamos agora tomar um exemplo bem simples para mostrar o que eles envolvem.

Egocêntrico, etnocêntrico e mundicêntrico

Para entender o que envolve os níveis ou estágios, vamos usar um modelo muito simples com apenas três deles. Se tomarmos o desenvolvimento moral, por exemplo, constatamos que, ao nascer, a criança ainda não foi socializada nos valores éticos e convenções da cultura; esse estágio é chamado de **estágio pré-convencional**. É também chamado de **egocêntrico**, porque a percepção do bebê está em grande parte voltada para si mesmo. Mas assim que a criança começa a assimilar as regras e normas de sua cultura, ela vai entrando no **estágio convencional** da moralidade. Esse estágio é também chamado de **etnocêntrico**, uma vez que está centrado no grupo, tribo, clã ou nação em que a criança está inserida e tende, portanto, a excluir os que não pertencem a esse grupo. Mas no importante estágio seguinte de desenvolvimento moral, o **estágio pós-convencional**, a identidade da criança volta a se expandir, dessa vez para incluir a consideração e a

A Visão Integral

preocupação com todas as pessoas, independentemente de sua raça, cor, sexo ou credo, motivo pelo qual esse estágio é também chamado de **mundicêntrico**.

O desenvolvimento moral tende, portanto, a passar do "eu" (egocêntrico) para o "nós" (etnocêntrico) e desse para o "todos nós" (mundicêntrico) – um ótimo exemplo da expansão das ondas de consciência.

Outra maneira de representar esses três estágios é por meio da trindade **corpo**, **mente** e **espírito**. Essas palavras têm muitos diferentes significados válidos, mas quando usadas com referência especificamente aos estágios, elas significam:

O estágio um, dominado pela realidade física grosseira, é o estágio do "corpo" (corpo tem aqui sua denotação típica de corpo físico). Como você se identifica meramente com os organismos físicos separados e seus impulsos para a sobrevivência, esse é também o estágio egocêntrico do "eu".

O estágio dois é o estágio da "mente", no qual a identidade se expande para além desse mero corpo separado e começa a compartilhar relações com muitos outros, com base talvez em valores comuns, interesses mútuos, ideais ou sonhos comuns. Como eu posso usar a mente para assumir o papel de outrem – colocar-me em sua pele e sentir como é estar em seu lugar –, a minha identidade passa do "eu" para o "nós" (a passagem do estágio egocêntrico para o etnocêntrico).

No estágio três, a minha identidade se expande de novo, dessa vez de uma identidade com o "nós" para uma identidade com o "todos nós" (a passagem do estágio etnocêntrico para o estágio mundicêntrico). Aqui, eu começo a entender que, além da maravilhosa diversidade de seres humanos e culturas, existem também semelhanças e atributos comuns. A descoberta da comunidade de todos os seres caracteriza a passagem do estágio etnocêntrico para o mundicêntrico e é "espiritual" no sentido de

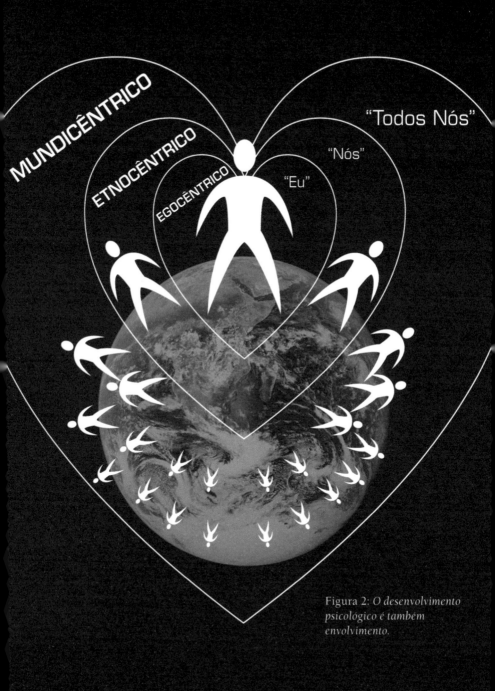

Figura 2: *O desenvolvimento psicológico é também envolvimento.*

A Visão Integral

sua percepção da existência de atributos comuns a todos os seres sencientes.

Esse é um modo de ver a expansão do corpo para a mente e o espírito, sendo cada um deles considerado um estágio, onda ou nível em que o interesse e a consciência se expandem, passando do estágio egocêntrico para o etnocêntrico e desse para o mundicêntrico.

Retornaremos muitas vezes aos estágios de evolução e desenvolvimento, a cada vez explorando-os a partir de um novo ângulo. Por enquanto, tudo o que se requer é o entendimento de que, por "estágios", estamos nos referindo a etapas progressivas e permanentes ao longo do curso evolutivo de sua própria expansão. Quando falamos em estágios de consciência, estágios de energia, estágios de cultura, estágios de realização espiritual, estágios de desenvolvimento moral, etc., estamos nos referindo a esses avanços fundamentais na expansão de seus potenciais mais elevados, profundos e amplos.

Toda vez que fizer uso do Sistema Operacional Integral, automaticamente você será impelido a verificar se incluiu todos os **aspectos do estágio** que são importantes em qualquer situação, e essa atitude aumentará em muito a probabilidade de êxito, quer esse êxito seja mensurado em termos de transformação pessoal, mudança social, excelência profissional, consideração pelos outros ou simples satisfação com a vida que leva.

Os Principais Ingredientes

Linhas de desenvolvimento: Sou ótimo em algumas coisas e nem tanto em outras...

Você já observou alguma vez como o desenvolvimento de praticamente todos nós é desigual? Algumas pessoas são altamente desenvolvidas, por exemplo, em termos de pensamento lógico, mas emocionalmente subdesenvolvidas. Certas pessoas têm um desenvolvimento cognitivo extremamente avançado (são muito sagazes), mas têm um desenvolvimento moral baixo (são más e inescrupulosas). Existem pessoas com uma excelente inteligência emocional, mas que não conseguem somar dois mais dois.

Howard Gardner tornou esse conceito bastante conhecido ao desenvolver a idéia de **inteligências múltiplas**. Os seres humanos têm muitas diferentes inteligências, como a cognitiva, a emocional, a musical e a cinestésica, entre outras. A maioria das pessoas se sobressai em uma ou duas delas, mas é deficiente nas outras. Isso não constitui necessariamente, nem mesmo comumente, um fator negativo; parte da sabedoria integral consiste em descobrir no que somos melhores e, com isso, oferecer ao mundo os nossos dons mais profundos.

Isso pressupõe, no entanto, a necessidade de conhecermos os nossos pontos fortes (ou as inteligências com as quais podemos brilhar), como também nossos pontos fracos (nos quais somos deficientes ou até patológicos). E isso nos leva a outro dos nossos cinco elementos essenciais: nossas inteligências múltiplas ou linhas de desenvolvimento. Até aqui, estivemos considerando **estados** e **estágios**; o que são **linhas** ou inteligências múltiplas?

A Visão Integral

Entre as diversas inteligências múltiplas estão incluídas a inteligência cognitiva, interpessoal, moral, emocional e estética. Por que elas também são chamadas de **linhas de desenvolvimento**? Porque essas inteligências apresentam crescimento e desenvolvimento. Elas se desenvolvem em estágios progressivos. O que são esses estágios progressivos? Os estágios que acabamos de esboçar.

Em outras palavras, cada inteligência múltipla se desenvolve – ou pode se desenvolver – através dos três principais estágios (ou através de qualquer um dos estágios de qualquer um dos modelos de desenvolvimento, seja ele constituído de três, cinco, sete ou mais estágios; lembre-se de que são todos como as escalas de graus centígrados e Fahrenheit). Você pode estar no estágio um, dois ou três de desenvolvimento cognitivo, por exemplo.

O mesmo acontece com as outras inteligências. O estágio um de desenvolvimento emocional significa que você desenvolveu a capacidade para as emoções centradas no "eu", especialmente as emoções e instintos relacionados com a fome, a sobrevivência e a autoproteção. Continuando a crescer emocionalmente do estágio um para o dois – ou do estágio egocêntrico para o etnocêntrico –, você passará do "eu" para o "nós" e começará a assumir compromissos e vínculos emocionais com as pessoas queridas, membros de sua família, amigos próximos, talvez toda a sua tribo ou nação. Ao passar para o estágio três de desenvolvimento emocional, você desenvolve a capacidade para sentir amor e compaixão para além de sua própria tribo ou nação e procura incluir todos os seres humanos e até mesmo todos os seres sencientes com consideração e compaixão próprias do estágio mundicêntrico.

E lembre-se que, por serem estágios, você os alcançou de maneira permanente. Antes de isso acontecer, qualquer uma dessas capacidades não passa de mero estado passageiro: você tem con-

Os Principais Ingredientes

tato com alguma delas, se chega a ter, apenas temporariamente – importantes experiências de pico que envolvem uma expansão do conhecimento e do ser, as surpreendentes experiências "aha!", os profundos lampejos em estados alterados de possibilidades mais elevadas. Mas com a prática, você transformará esses estados em estágios, ou atributos permanentes do território que é você.

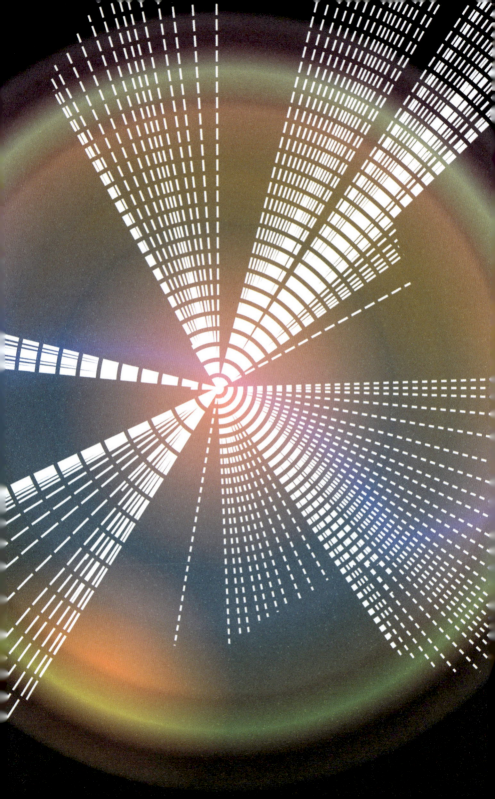

Os Principais Ingredientes

O Psicógrafo Integral

Existe uma forma relativamente fácil de representar essas inteligências ou linhas múltiplas. Na Figura 3 (p. 42), apresentamos um gráfico bem simples com os três principais estágios (ou **níveis** de desenvolvimento) e cinco das mais importantes inteligências (ou **linhas** de desenvolvimento). **Através dos principais estágios ou níveis de desenvolvimento, as diversas linhas se expandem.** Os três níveis ou estágios podem ser aplicados a qualquer linha de desenvolvimento – sexual, cognitiva, espiritual, emocional, moral, etc. O nível de uma determinada linha significa simplesmente a "altura" dessa linha em termos de seu crescimento e consciência. É por isso que as pessoas costumam dizer: "Fulano tem um alto nível de desenvolvimento moral" ou "Beltrano é realmente avançado em termos espirituais".

Na Figura 3, mostramos alguém que tem um excelente desenvolvimento cognitivo e um bom desenvolvimento interpessoal, mas sua moral é apenas sofrível e é pior ainda em termos de inteligência emocional. Outras pessoas apresentariam, é claro, um "psicógrafo" diferente.

O **psicógrafo** ajuda a identificar seus maiores potenciais. É bem provável que você já saiba em que áreas se sobressai e em que áreas mal consegue se virar. Mas parte da Visão Integral consiste em aprender a refinar consideravelmente esse conhecimento de sua topografia, para poder lidar mais seguramente com seus próprios pontos fortes e fracos, como também com os dos outros.

A Visão Integral

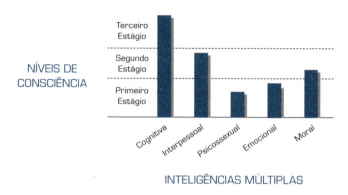

Figura 3. *Psicógrafo.*

O psicógrafo também nos ajuda a identificar os modos pelos quais todos nós nos desenvolvemos de maneira desigual nas diferentes áreas e isso nos impede de pensar que, simplesmente por termos um desempenho extraordinário numa área, temos de ser ótimos em todas as outras. Na verdade, normalmente ocorre o contrário. Muitos líderes, mestres espirituais e políticos não fazem a menor idéia dessas simples realidades.

Ser "desenvolvido integralmente" não quer dizer que você tenha de sobressair-se em todas as inteligências conhecidas nem que todas as suas linhas tenham de se encontrar no nível 3. Mas supõe o desenvolvimento de um senso extremamente apurado de como é de fato o seu próprio psicógrafo, para que, com uma auto-imagem muito mais integral, você possa planejar seu desenvolvimento futuro. Para algumas pessoas, isso realmente impõe o fortalecimento de algumas inteligências, que por serem tão deficientes, estejam lhes causando problemas. Para outras, impõe a solução de um problema sério ou patologia em alguma linha (como, por exemplo, a psicossexual). E para outras ainda, o simples reconhecimento de quais são seus pontos fortes e fracos lhe possibilita o devido planejamento. Usando um mapa inte-

Os Principais Ingredientes

gral, podemos traçar nossos próprios psicógrafos com mais segurança.

Assim, ser "**integralmente informado**" não quer dizer dominar todas as linhas de desenvolvimento, mas simplesmente ter consciência delas. A escolha por corrigir qualquer desequilíbrio faz parte da Prática de Vida Integral (PVI), que realmente contribui para elevar os níveis de consciência e de desenvolvimento, e pode ser feita com uma abordagem notavelmente efetiva de "treinamento transespiritual". (Trataremos dessa abordagem mais detalhadamente no Capítulo 6.)

Devemos notar aqui outro ponto extremamente importante. Em certas modalidades de treinamento psicológico e espiritual, você pode ser introduzido a um amplo espectro de **estados** de consciência e de experiências corporais desde o começo – como uma experiência de pico, estado meditativo, visão xamânica e estado alterado, entre outras. A razão para que essas experiências de pico sejam possíveis é que muitos dos mais importantes estados de consciência (de vigília-grosseiro, de sonho-sutil e sem forma-causal) são possibilidades sempre presentes. Dessa maneira, você pode ser rapidamente introduzido a muitos **níveis mais elevados** de consciência.

Você não pode, entretanto, ser introduzido a todas as qualidades dos **estágios mais elevados** sem uma prática e um crescimento verdadeiro. Você pode ter uma experiência de pico de *estados* mais elevados (como ver uma luz interior sutil ou um sentimento de comunhão com toda a natureza), porque muitos estados estão sempre presentes e, portanto, pode-se "espreitar" a experiência deles neste exato momento. Mas não é possível ter uma experiência de pico de *estágios* mais elevados (como ser pianista capaz de dar um concerto), porque os estágios se desenvolvem seqüencialmente e, para isso, levam um tempo considerável. Os estágios se desenvolvem com base nos precedentes de manei-

A VISÃO INTEGRAL

ras muito concretas e, portanto, não podem ser pulados: como na seqüência dos átomos para as moléculas, para as células e para os organismos, não se pode saltar dos átomos para as células, sem passar pelas moléculas. Essa é uma das muitas diferenças importantes entre estados e estágios.

Entretanto, com a prática contínua de contato com estados mais elevados, seus próprios estágios de desenvolvimento tenderão a ocorrer com muito mais rapidez e facilidade. Existem, de fato, evidências experimentais consideráveis demonstrando exatamente isso. Quanto mais você se aprofunda nos autênticos *estados* mais elevados de consciência – como nos estados meditativos – *mais rapidamente* você cresce e se desenvolve em qualquer um dos *estágios* de consciência. É como se o treinamento nesses estados mais elevados atuasse como lubrificante na espiral do desenvolvimento, ajudando você a se "desidentificar" do estágio inferior e possibilitando o surgimento do próximo estágio mais elevado, até que você consiga permanecer em níveis superiores de percepção e, com isso, o que era um estado passageiro passa a ser um atributo permanente. Essas modalidades de treinamento de estados mais elevados, como a meditação, são parte de uma abordagem integral da transformação.

Em resumo, você não pode pular nenhum *estágio*, mas pode acelerar o crescimento através deles pelo uso de diversas modalidades de treinamento para permanecer nos estados, como a meditação, e essas práticas de transformação constituem uma parte importante da Abordagem Integral.

Os Principais Ingredientes

Que tipo? Menino ou menina?

O próximo componente do "Mapa Abrangente do seu Território Pessoal" é simples: cada um dos componentes anteriores tem um tipo masculino e feminino.

Com **tipos**, nos referimos a aspectos que podem estar presentes em praticamente todos os estágios ou estados. Uma tipologia comum é, por exemplo, a de Myers-Briggs (cujos principais tipos são sensível, pensante, perceptivo e intuitivo). **Você pode ser qualquer um desses tipos em praticamente qualquer estágio de desenvolvimento.** Essas modalidades de "tipologias horizontais" podem ser muito úteis, especialmente quando combinadas com níveis, linhas e estados. Para demonstrar suas implicações, podemos usar "masculino" e "feminino" como um exemplo de tipos.

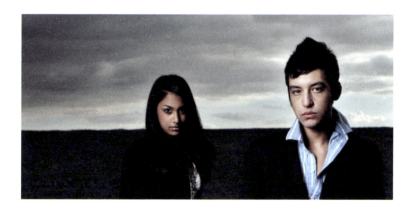

A Visão Integral

Carol Gilligan, em seu livro extremamente influente *In a Different Voice*, observou que tanto os homens quanto as mulheres tendem a se desenvolver através de três ou quatro importantes níveis ou estágios de desenvolvimento moral. Apontando para um grande número de evidências científicas, Gilligan observou que os três ou quatro estágios morais podem ser chamados de *pré-convencional, convencional, pós-convencional e integrado*. Na realidade, eles são muito semelhantes aos três simples estágios de desenvolvimento que estamos usando, dessa vez aplicados à inteligência moral.

Gilligan notou que o estágio 1 é o da moralidade centrada totalmente no "eu" (daí esse estágio ou nível pré-convencional ser também chamado de **egocêntrico**). O estágio 2 do desenvolvimento moral é centrado no "nós", no qual a identidade pessoal se expandiu de maneira a incluir os outros seres humanos do grupo (daí ser chamado por muitos de **etnocêntrico**, tradicional ou conformista). No estágio 3 do desenvolvimento moral, a identidade pessoal se expande novamente, dessa vez do "nós" para o "todos nós" ou todos os seres humanos (ou mesmo todos os seres scientes) – e, por isso, é comumente referido como **mundicêntrico**. Nesse estágio, eu me interesso e tenho compaixão, não apenas por mim mesmo (egocêntrico), e tampouco apenas por minha família, minha tribo ou meu país (etnocêntrico), mas por toda a humanidade, por todos os homens e mulheres de todas as partes do mundo, independentemente de sua raça, cor, sexo ou credo (mundicêntrico). E se o desenvolvimento prosseguir, o estágio 4 será o do desenvolvimento moral, ao qual Gilligan chama de **integrado**, e depois...

Bem, antes de examinar a importante conclusão à qual Gilligan chegou em sua obra, vamos antes ressaltar sua importante contribuição. Gilligan defende vigorosamente que as mulheres, como os homens, se desenvolvem através desses três ou quatro

Os Principais Ingredientes

principais estágios hierárquicos de crescimento. Ela própria se refere corretamente a esses estágios como *hierárquicos*, porque em cada um deles a pessoa tem uma capacidade *mais elevada* para se importar com os outros e sentir compaixão. Mas, segundo ela, as mulheres avançam por esses estágios usando um tipo diferente de lógica – cujo progresso se dá "numa voz diferente".

A lógica masculina, ou a voz dos homens, tende a se expressar em termos de autonomia, justiça e direitos; enquanto a lógica ou voz das mulheres tende a se expressar em termos de relações, consideração pelos outros e responsabilidade. Os homens tendem para a ação; as mulheres para a comunhão. Os homens seguem as normas; as mulheres as conexões. Os homens olham; as mulheres tocam. Os homens tendem para o individualismo, as mulheres para as relações. A história seguinte é uma das preferidas de Gilligan: Um menininho e uma menininha vão brincar juntos. O menino sugere: "Vamos brincar de pirata!" E a menina propõe: "Vamos fazer de conta que moramos um ao lado do outro". O menino contesta: "Não, eu quero brincar de pirata!" E a menina conclui: "Tudo bem, então você brinca de pirata que mora na casa ao lado".

Quando pequenos, os meninos não gostam que as meninas fiquem por perto quando jogam beisebol, por exemplo, porque as duas vozes se opõem radicalmente e, muitas vezes, de maneira hilária. Alguns meninos estão jogando beisebol, um deles faz seu terceiro arremesso, erra o alvo e começa a chorar. Os outros meninos ficam imobilizados até ele parar de chorar; afinal, regra é regra e a regra diz: com três lances perdidos, o jogador cai fora. Gilligan observa que, se uma garota estiver por perto, ela provavelmente dirá: "Qual é? Dêem a ele uma outra chance!" Ao vê-lo chorando, a garota quer ajudar, fazer contato e consolá-lo. Essa atitude, no entanto, enfurece os garotos, pois esse jogo é para eles uma iniciação ao mundo masculino das regras e da lógica.

A Visão Integral

Segundo Gilligan, os meninos ferem os sentimentos para salvar as regras; enquanto as meninas quebram as regras para salvar os sentimentos.

Numa voz diferente. Tantos os meninos como as meninas se desenvolvem através dos três ou quatro estágios progressivos de crescimento moral (do egocêntrico para o etnocêntrico e desse para o mundicêntrico e para o integrado), só que "numa voz diferente", seguindo uma outra lógica. As denominações que Gilligan dá a esses três estágios hierárquicos específicos às mulheres são **egóico** (que é o egocêntrico), **de consideração pelos outros** (que é o etnocêntrico), **de consideração universal** (que é o mundicêntrico) e o **integrado**. Por que Gilligan (que foi seriamente mal-entendida por isso) diz que também esses estágios são hierárquicos? Porque em cada estágio, a pessoa tem uma capacidade maior para levar os outros em consideração e sentir compaixão. (Nem todas as hierarquias são nocivas e esse é um bom exemplo disso.)

E então, no que consiste o estágio 4 ou integrado? Na quarta ou mais elevada onda de desenvolvimento moral, de acordo com Gilligan, as vozes masculina e feminina em cada um de nós tendem a se integrar. Isso não quer dizer que uma pessoa nesse estágio comece a perder as diferenças entre masculino e feminino e, com isso, tornar-se uma espécie de ser misto, andrógino ou assexuado. Na verdade, as dimensões masculina e feminina podem se tornar mais intensificadas. Mas isso não significa que as pessoas comecem a cultivar tanto o modo masculino quanto o modo feminino em si mesmas, mesmo que atuem no modo típico predominante a um ou outro sexo.

Você já viu alguma vez um *caduceu* (o símbolo da profissão médica)? É um bastão com duas serpentes entrelaçadas e asas na ponta superior (ver p. 49). O bastão representa a coluna vertebral; os pontos do bastão em que as serpentes se encontram re-

Os Principais Ingredientes

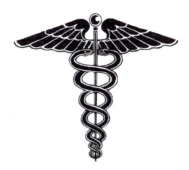

Caduceu.

presentam os chakras da pessoa que sobem da base para o topo da coluna; e as duas serpentes representam as energias solar e lunar (masculina e feminina respectivamente) *de cada um dos chakras*.

Esse é o ponto crucial. Os sete chakras, que constituem simplesmente uma versão mais complexa dos três níveis ou estágios, representam sete níveis de consciência e energia disponíveis a todos os seres humanos. (Os três primeiros chakras – relativos a comida, sexo e poder – correspondem, *grosso modo*, ao estágio 1; o quarto e o quinto chakras – coração voltado para as relações e a comunicação – correspondem basicamente ao estágio 2; e o sexto e o sétimo chakras – mental e espiritual – representam o estágio 3.) O ponto importante a ser ressaltado aqui é que, de acordo com as tradições, **cada um desses sete níveis contém um modo masculino e outro feminino** (aspecto, tipo ou "voz"). Nem o masculino nem o feminino é superior ou melhor; são dois tipos equivalentes em cada um dos níveis de consciência.

Isso significa, por exemplo, que existe uma versão masculina e outra feminina do mesmo terceiro chakra (o chakra do poder egocêntrico): no nível desse chakra, os homens tendem a exercer o poder de maneira autônoma ("Faça do meu jeito ou vai para a rua!"), enquanto as mulheres tendem a exercê-lo em termos co-

A Visão Integral

munitários ou sociais ("Faça isso deste jeito ou eu não falo mais com você"). E assim por diante com todos os outros chakras mais importantes, cada um com sua dimensão solar e lunar, ou masculina e feminina. Nenhuma é mais importante que a outra e nenhuma pode ser ignorada.

No sétimo chakra, no entanto, observe que tanto a serpente masculina como a feminina desaparecem e retornam à sua base ou origem. As dimensões masculina e feminina se encontram e se unem na coroa – elas literalmente se tornam uma só. E é a isso que Gilligan se refere com seu estágio 4 de desenvolvimento moral: as duas vozes em cada pessoa se integram, de maneira que há uma união paradoxal entre autonomia e relação, direitos e responsabilidades, atividade e comunhão, sabedoria e compaixão, justiça e perdão, masculino e feminino.

O ponto a ser ressaltado é que sempre que fizer uso do Sistema Operacional Integral, você estará automaticamente checando todos os aspectos – em você mesmo, nos outros, na organização e na cultura – e assegurando-se de que está incluindo tanto o tipo masculino como o feminino, para ser o mais abrangente e inclusivo possível. Se você acredita que não existe nenhuma diferença significativa entre o masculino e o feminino – ou se desconfia de tais diferenças – tudo bem, poderá tratá-los da mesma maneira, se preferir. Estamos simplesmente dizendo que, qualquer que seja o caso, você deve procurar tocar as bases tanto com o tipo masculino como com o feminino, independentemente de como os vê.

Mas além dessa, existem muitas outras "tipologias horizontais" que podem ser extremamente úteis quando tomadas como parte de um Sistema Operacional Integral abrangente (como a de Myers-Briggs, do Eneagrama, etc.) e a Abordagem Integral aceita qualquer uma dessas tipologias como apropriada. Os "tipos" são tão importantes quanto os quadrantes, níveis, linhas e estados.

Os Principais Ingredientes

Garoto doentio, garota doentia

Há outro aspecto interessante com respeito aos tipos. Existem versões sadias e doentias deles. Caracterizar uma pessoa como um tipo doentio não é uma maneira de julgá-lo, mas uma maneira de entender e se comunicar com ele de uma maneira mais clara e efetiva.

Por exemplo, se cada estágio de desenvolvimento tem tanto uma dimensão masculina como uma feminina, cada uma delas pode ser sadia ou doentia, ao que, às vezes, nos referimos como "garoto doente, garota doente". Essa é simplesmente outra forma de tipificação horizontal, mas que pode ser extremamente útil.

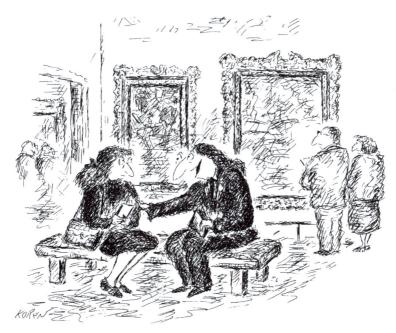

"Kátia, sei que, com a combinação certa de terapia e medicação, eu poderia ter uma relação de compromisso com você."

A Visão Integral

Se o princípio masculino saudável tende para a autonomia, a força, a independência e a liberdade, quando ele se torna doentio ou patológico, todas essas qualidades positivas são ou exacerbadas ou subutilizadas. O que há não é simplesmente autonomia, mas alienação; não força, mas dominação; não independência, mas medo mórbido de se relacionar e se comprometer; não o impulso para a liberdade, mas para a destruição. O princípio masculino doentio não transcende na liberdade, mas domina no medo.

Se o princípio feminino saudável tende para a fluidez, os relacionamentos, a consideração pelos outros e a compaixão, quando doentio ele chafurda em cada um deles. Em lugar de se relacionar, a mulher se perde nas relações. Em lugar de ter um eu saudável em comunhão com os outros, ela perde totalmente suas referências internas e é completamente dominada pelas relações que tem. O que existe não é uma conexão, mas uma fusão; não um estado de fluidez, mas de pânico; não uma comunhão, mas uma dissolução. O princípio feminino doentio não encontra a plenitude na conexão, mas o caos na fusão.

Usando o Sistema Operacional Integral, você vai ter como identificar tanto o aspecto saudável como o doentio nas dimensões masculina e feminina operando em você mesmo e nos outros. Mas o que importa aqui é simples: as diversas tipologias têm sua utilidade para ajudar a nos entender e nos comunicar com os outros. E em toda tipologia, há versões saudáveis e doentias de cada tipo. Apontar para um tipo doentio não tem nada a ver com julgar as pessoas, mas é uma maneira de entender e comunicar-se com ela com mais clareza e eficiência.

Os Principais Ingredientes

Há espaço também para muitos corpos

Vamos retornar agora aos estados de consciência para discutir uma última questão antes de juntar tudo numa conclusão integral.

Os estados de consciência não pairam no ar, suspensos e desincorporados. Pelo contrário, toda mente tem seu corpo. Para cada estado de consciência, existe um componente energético que é sentido como corporificado, um veículo concreto que provê o suporte real a cada um desses estados.

Vamos usar um exemplo simples retirado das tradições de sabedoria. Como cada um de nós é capaz de vivenciar os três principais estados de consciência – vigília, sonho e sono profundo sem forma – de acordo com as tradições, cada um de nós tem também **três corpos**, que são em geral chamados de **corpo grosseiro, corpo sutil** e **corpo causal**.

Como assim, tenho três corpos? Você está brincando comigo? Um corpo não é o bastante? Mas é importante ter em mente algumas referências. Para as tradições espirituais, um "corpo" significa apenas um modo de experienciar ou sentir a energia. Portanto, existem experiências comuns ou grosseiras, experiências sutis ou refinadas e experiências muito sutis ou causais. Essas são o que os filósofos chamam de "realidades fenomenológicas", ou realidades conforme elas se apresentam à nossa percepção imediata. Neste exato momento, você tem acesso ao corpo grosseiro com sua energia densa, ao corpo sutil com sua energia refinada e ao corpo causal com sua energia causal.

Que exemplo podemos citar desses três corpos? Observe que, neste exato momento, sua percepção se encontra no *estado de vigília*; nele, você percebe seu **corpo grosseiro** – o corpo físico, material e sensório-motor. Mas quando sonha à noite, não há nenhum corpo físico grosseiro; ele parece ter-se evaporado. Você está consciente quando se encontra em estado de sonho, embora não tenha um corpo grosseiro de matéria densa, mas apenas um **corpo sutil** feito de luz, energia, emoções e imagens fluidas. No estado do sonho, a mente e a alma estão livres para criar o que lhes agrade, imaginar mundos infinitos, não aprisionados às realidades sensoriais grosseiras, mas que chegam, quase magicamente, a tocar outras almas, outras pessoas e lugares remotos, imagens extravagantes e irradiantes, que se sucedem ao ritmo dos desejos do coração. Então, que tipo de corpo é esse que você tem no sonho? Bem, é um **corpo sutil** feito de sentimentos, imagens e até mesmo de luz. É como você se sente no sonho. E sonhos não são "meras quimeras". Quando alguém como Martin Luther King Jr. diz "Eu tenho um sonho", é um bom exemplo de acesso ao enorme potencial de sonhos visionários, em que o corpo sutil e a mente estão livres para atingir suas possibilidades mais elevadas.

Quando você passa do *estado do sonho* com seu corpo sutil para o de sono profundo ou *estado sem forma*, até mesmo os pen-

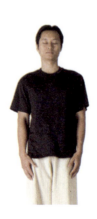
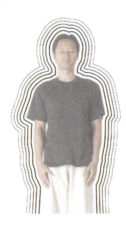
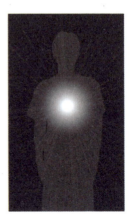

Os Principais Ingredientes

samentos e as imagens desaparecem e só resta um imenso vazio, uma vastidão informe além de qualquer "eu", ego ou ser individual. As grandes tradições de sabedoria sustentam que nesse estado – que pode parecer um mero vazio ou nada – estamos realmente mergulhados numa vasta esfera sem forma, um grande Vácuo ou Fundamento do Ser, uma expansão da consciência que parece quase infinita. Juntamente com essa quase infinita expansão da consciência, existe um corpo energético quase infinito – o **corpo causal**, o corpo da experiência mais sutil e refinada possível, uma vastidão informe de onde podem surgir todas as possibilidades de criação.

É evidente que muitas pessoas não têm a experiência desse estado profundo de uma maneira tão plena. Mas aqui, também, as tradições são unânimes em afirmar que se pode entrar plenamente consciente nesse *estado sem forma* e em seu *corpo causal* e, também, obter os benefícios de seus potenciais extraordinários para crescer e ampliar a percepção.

A questão, mais uma vez, é simplesmente que, sempre que fazemos uso do Sistema Operacional Integral, ele nos lembra de verificar se nossas realidades em estado de vigília estão de acordo com os sonhos, visões e idéias criativas que temos quando em estado de sonho no corpo sutil, como também com o campo sem forma de possibilidades abertas que é a fonte de toda criatividade. O ponto realmente importante com respeito à Abordagem Integral é que queremos tocar as bases com o máximo de potenciais possível, para não perdermos nada em termos de possibilidades de soluções, crescimento e transformação.

A Visão Integral

Consciência e complexidade

Será que a existência de três corpos não é algo demasiadamente "distante"? Bem, lembre-se de que são realidades fenomenológicas ou realidades experienciais, mas há uma maneira mais simples e menos remota de olhar para elas, esta fundada em práticas científicas racionais, e é a seguinte: *todo nível de consciência interior vem acompanhado de um nível de complexidade física exterior.* Quanto maior a consciência, mais complexo é o sistema que a abriga.

Por exemplo, nos organismos vivos, o **tronco cerebral reptiliano** vem acompanhado de uma consciência interior rudimentar das necessidades básicas, como de fome e comida, das sensações fisiológicas e das atividades sensório-motoras (tudo aquilo a que nos referimos anteriormente como "grosseiro" e centrado no "eu"). Quando passamos para o mais complexo **sistema límbico dos mamíferos**, as sensações básicas se expandem e evoluem de maneira a incluir sensações, desejos, necessidades e impulsos emocionais e sexuais bastante sofisticados (daí o princípio do que chamamos de experiência sutil ou corpo sutil, que pode expandir do "eu" para o "nós"). Com a evolução avançando para estruturas físicas ainda mais complexas, como o **cérebro trino** com seu **neocórtex**, a consciência de novo se expande para se tornar mundicêntrica e incluir o "todos nós" (daí o princípio do acesso ao que chamamos de corpo causal).

Esse é um exemplo muito simples de que o aumento da consciência interior vem acompanhado do aumento da complexidade exterior do sistema que a abriga. Quando usamos o Sistema Operacional Integral, costumamos olhar tanto para **os níveis interiores de consciência** como para os correspondentes **níveis exterio-**

56

res de complexidade física, uma vez que a inclusão de ambos resulta numa abordagem muito mais equilibrada e abrangente.

Veremos o que exatamente isso significa no próximo capítulo.

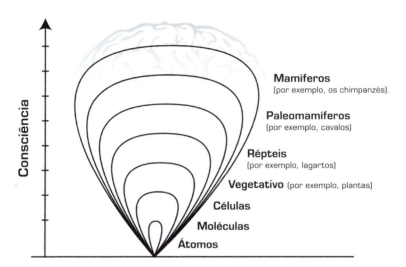

Figura 4: *Maior complexidade significa maior consciência.*

capítulo 3

E AGORA: COMO TODAS ESSAS PEÇAS SE ENCAIXAM?

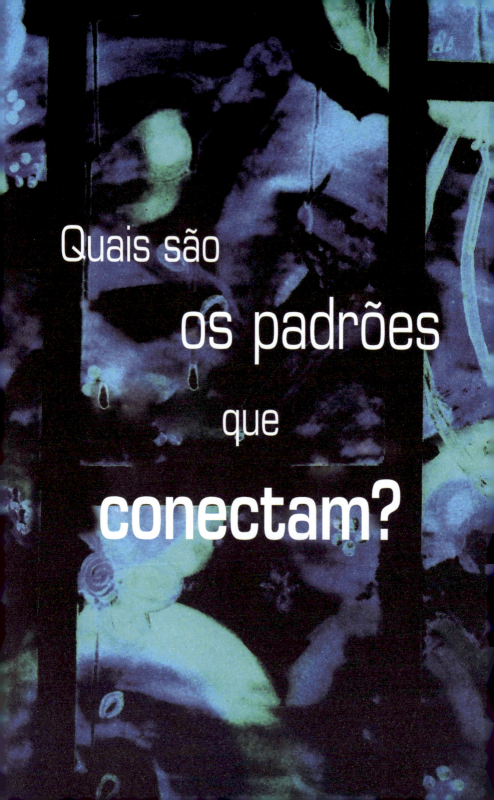

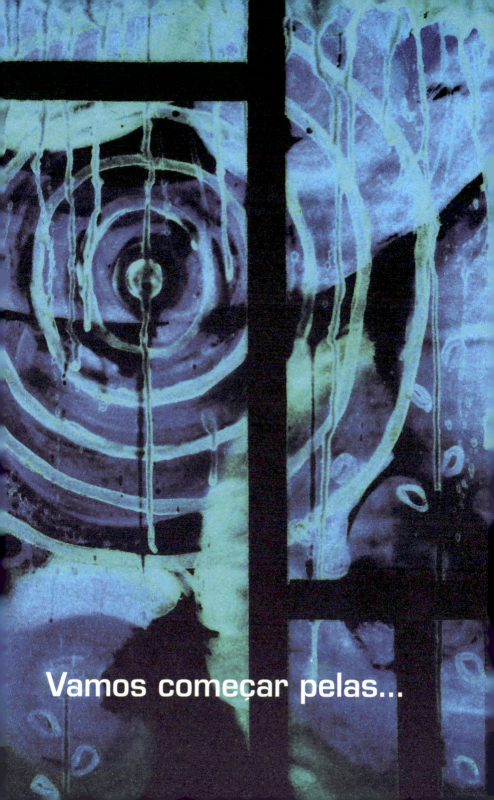

Quatro
DIMENSÕES
ou
PERSPECTIVAS
profundas

que mantêm o seu

universo

COESO

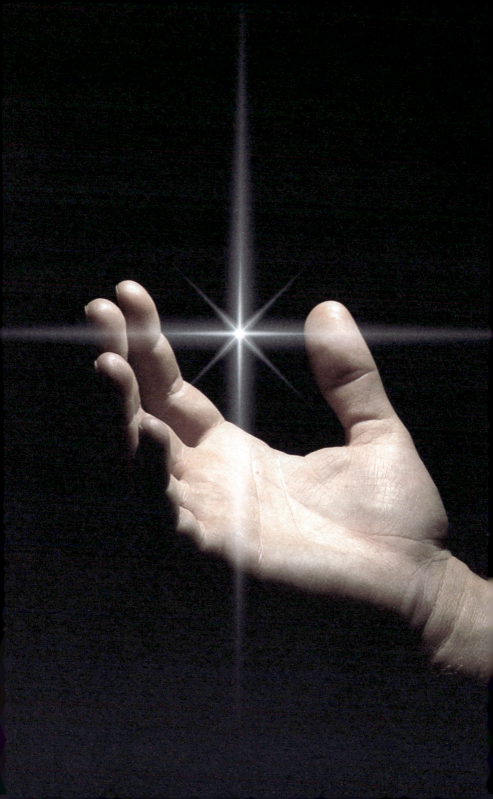

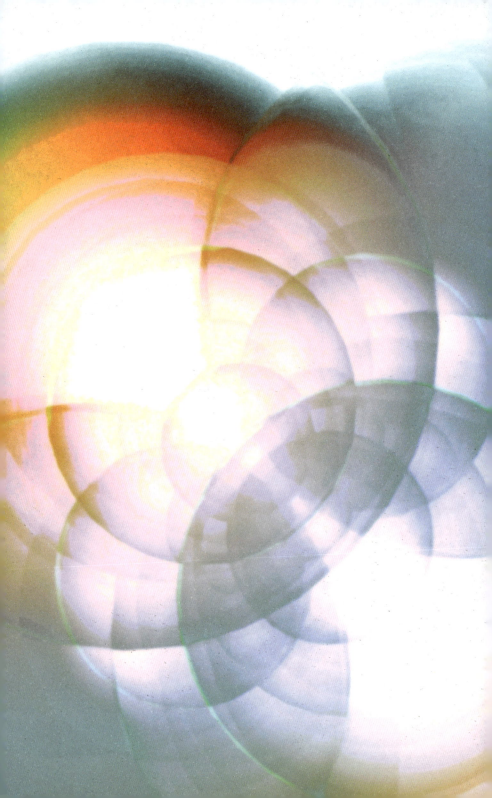

O SOI (Sistema Operacional Integral) – e também o Modelo Integral – não seria um "todo", mas apenas um "amontoado" se não sugerisse um modo pelo qual todos esses diversos componentes estão relacionados. Como eles se encaixam? Uma coisa é simplesmente colocar à mesa todas as partes da pesquisa transcultural e dizer "São todas importantes" e outra bem diferente é identificar os padrões que de fato unem umas às outras. Descobrir os *padrões profundos que conectam* é uma importante conquista da Abordagem Integral.

A Visão Integral

Neste capítulo, vamos descrever resumidamente esses padrões, os quais todos juntos são comumente referidos por sua abreviatura em inglês, A-Q-A-L – "todos os quadrantes, todos os níveis, todas as linhas, todos os estados e todos os tipos" – que são exatamente os componentes que já apresentamos (com exceção dos quadrantes, que abordaremos na devida hora). Essa é simplesmente outra maneira de designar o **Sistema Operacional Integral** ou o Mapa Integral, mas que é muitas vezes usado para designar especificamente esta abordagem particular.

No começo desta Introdução, dissemos que todos os cinco componentes do Modelo Integral já se encontram *acessíveis à sua própria percepção neste exato momento,* e isso vale também para os quadrantes.

Você alguma vez já notou que, em todos os idiomas mais importantes, existem pronomes chamados de primeira, segunda e terceira pessoas? A perspectiva da **primeira pessoa** refere-se à "pessoa que está falando" e inclui pronomes como *Eu, mim, me* e *meu* (no singular) e *nós, nos* e *nosso* (no plural). A perspectiva da **segunda pessoa** refere-se à "pessoa a quem se está falando" e inclui pronomes como *tu, você, teu* e *seu.* A perspectiva da **terceira pessoa** refere-se à "pessoa ou coisa de quem ou da qual se está falando", como *ele, ela, dele, dela, eles, elas, isto,* etc.

Assim, se eu estou falando com você a respeito do meu novo carro, "Eu" sou a primeira pessoa, "você" é a segunda pessoa e o novo carro é a terceira pessoa. Mas, se você e eu estamos conversando, indicamos isso pelo uso, por exemplo, do pronome "nós", como na frase "Nós nos entendemos". "Nós" é tecnicamente a primeira pessoa do plural, mas se você e eu estamos conversando, a sua segunda pessoa e a minha primeira pessoa fazem parte desse extraordinário "nós". Dessa maneira, a segunda pessoa é às vezes indicada como "você/nós" ou "tu/nós" ou apenas "nós".

E Agora: Como Todas Essas Peças Se Encaixam?

Portanto, podemos reduzir a primeira, a segunda e a terceira pessoas a "**eu**", "**nós**" e "**isto**".

Isso tudo parece muito trivial, não é mesmo? Quem sabe até enfadonho? Vamos então tentar o seguinte: em vez de dizermos "eu", "nós" e "isto", que tal se usássemos o Belo, o Bom e o Verdadeiro? E se disséssemos que o **Belo**, o **Bom** e o **Verdadeiro** são dimensões de seu próprio ser a todo e qualquer momento, incluindo todo e qualquer nível de crescimento e desenvolvimento? E que, por meio de uma prática integral, você poderá descobrir dimensões cada vez mais profundas de sua própria Bondade, de sua própria Verdade e de sua própria Beleza?

Bem, parece realmente mais interessante. O Belo, o Bom e o Verdadeiro são meras variações dos pronomes da primeira, segunda e terceira pessoas, existentes em todos os grandes idiomas, e elas existem em todos os grandes idiomas porque a Beleza, a Verdade e a Bondade são dimensões muito reais da realidade à qual a linguagem se adaptou. A terceira pessoa (ou "isto") refere-se à Verdade objetiva, que é mais bem investigada pela ciência. A segunda pessoa (ou "você/nós") refere-se à Bondade, ou aos modos com os quais nós – aquele você e eu – nos tratamos e se o fazemos com decência, honestidade e respeito. Em outras palavras, a integridade básica. E a primeira pessoa refere-se ao "eu", com o indivíduo e sua expressão própria, sua arte e estética, e com a Beleza que está nos olhos (ou no "eu") de quem vê, ou do observador.

Portanto, as dimensões da experiência do "eu", do "nós" e do "isto" referem-se, na realidade, à **arte**, à **moral** e à **ciência**. Ou ao **eu**, à **cultura** e à **natureza**. Ou, ainda, ao **Belo**, ao **Bom** e ao **Verdadeiro**. (Por alguma razão, os filósofos sempre se referem a eles na seguinte ordem: o Bom, o Verdadeiro e o Belo. Que ordem você prefere? Qualquer uma é válida.)

67

A Visão Integral

O importante é que *todo* evento no mundo manifesto *tem todas essas três dimensões*. Você pode observar qualquer evento do ponto de vista do "eu" (ou como eu pessoalmente vejo e sinto o evento); do ponto de vista do "nós" (como não apenas eu, mas também outros vêem o evento); e como um "isto" (ou os fatos objetivos do evento). Portanto, uma conduta integralmente informada levará todas essas dimensões em consideração e, com isso, chegará a uma abordagem mais abrangente e eficiente – que inclui o "eu", o "nós" e o "isto" – ou o eu, a cultura e a natureza.

Se você deixar de fora a ciência, a arte ou a moral, ficará faltando algo ou algo será rompido. O eu, a cultura e a natureza se libertam juntos ou absolutamente não se libertam. Tão fundamentais são essas dimensões do "eu", do "nós" e do "isto" que os chamamos de quatro quadrantes e fazemos deles o alicerce da abordagem integral ou Sistema Operacional Integral. (Obtivemos os "quatro" quadrantes pela subdivisão do "isto" em "isto" no singular e "istos" no plural.) Alguns diagramas ajudarão a esclarecer os pontos básicos.

A Figura 5 é um diagrama esquemático dos quatro quadrantes. Ela mostra o "**eu**" (o *interior* do *indivíduo*), o "**isto**" (o *exterior* do *indivíduo*), o "**nós**" (o *interior* do *coletivo*) e os "**istos**" (o *exterior* do *coletivo*). Em outras palavras, os quatro quadrantes – que são as quatro perspectivas fundamentais disponíveis em qualquer situação (ou os quatro modos básicos de olhar para qualquer situação) – resultam em algo bastante simples: eles são o **interior** e o **exterior** do **eu** e do **coletivo**.

Bondade

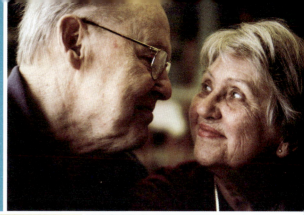

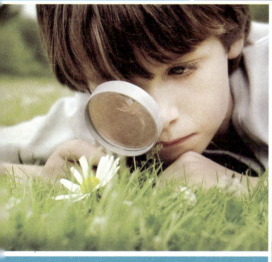

VERDADE

beleza

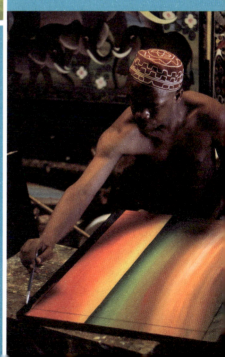

A VISÃO INTEGRAL

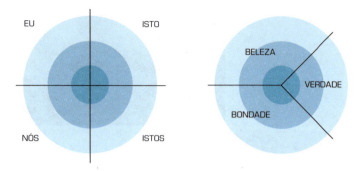

Figura 5. *Os quatro quadrantes.*

As Figuras 6 e 7 mostram alguns detalhes dos quatro quadrantes. (Alguns deles são termos técnicos com os quais você não precisa se preocupar, pelo menos para esta introdução básica; basta examinar os diagramas para ter uma idéia dos diferentes tipos de elementos presentes em cada um dos quadrantes.)

Por exemplo, no **quadrante Superior Esquerdo** (o interior do indivíduo), você vai encontrar seus próprios pensamentos, sentimentos, sensações, etc. do momento (todos descritos em termos de primeira pessoa). Mas se você olhar para seu ser individual *de fora*, em termos não da percepção subjetiva, mas da ciência objetiva, irá encontrar neurotransmissores, o sistema límbico, o neocórtex, estruturas moleculares complexas, células, sistemas orgânicos, DNA e assim por diante – todos descritos nos termos objetivos da terceira pessoa ("isto" e "istos"). O **quadrante Superior Direito** é, portanto, como se vê qualquer evento *individual de fora*. Nele, estão incluídos especialmente seu comportamento físico, seus componentes materiais, sua matéria e energia e seu corpo concreto – pois todos esses são elementos que podem ser referidos, de maneira objetiva, como **terceira pessoa** ou "isto".

E Agora: Como Todas Essas Peças Se Encaixam?

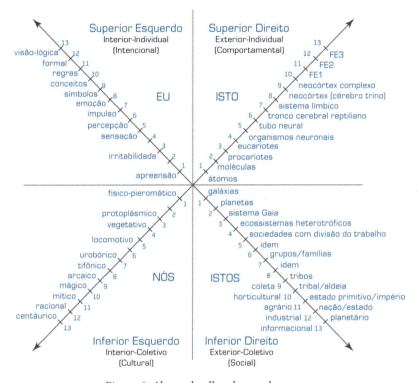

Figura 6. *Alguns detalhes dos quadrantes.*

É assim que você ou seu organismo é visto de fora, de uma posição objetiva, feito de matéria, energia e objetos; enquanto vendo-o de dentro, você não encontra neurotransmissores, mas sentimentos, não sistemas límbicos, mas desejos intensos, não o neocórtex, mas imagens interiores, não matéria-energia, mas consciência, todos descritos diretamente na **primeira pessoa**. Qual dessas visões é a correta? Ambas, de acordo com a abordagem integral. São duas visões diferentes do mesmo objeto, ou seja, você. O problema começa quando você tenta negar ou rejeitar uma dessas perspectivas. Todos os quatro quadrantes precisam estar incluídos em qualquer visão que se pretenda integral.

A Visão Integral

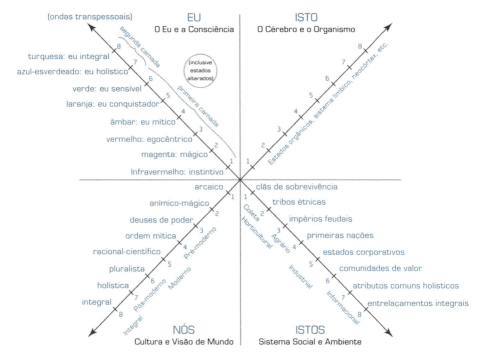

Figura 7. *Os quadrantes focados nos seres humanos.*

As conexões continuam. Observe que todo "eu" está em relação com outros "eus", o que significa que todo "eu" é um membro de muitos "nós". Esses "nós" representam não apenas a consciência *individual*, mas também a *grupal* (ou *coletiva*), não apenas a percepção subjetiva, mas também a intersubjetiva – ou **cultura** no sentido mais amplo, representada no **quadrante Inferior Esquerdo**. Também, todo "nós" tem um exterior, ou como é visto de fora, e este está representado no **quadrante Inferior Direito**. O quadrante Inferior Esquerdo é muitas vezes chamado de dimensão **cultural** (ou a percepção interna do grupo – sua visão de mundo, seus valores comuns, e sentimentos compartilhados,

E Agora: Como Todas Essas Peças Se Encaixam?

etc.) e o quadrante Inferior Direito é chamado de dimensão **social** (ou as formas e comportamentos externos do grupo, que são estudados pelas ciências a partir da perspectiva da terceira pessoa, como a teoria sistêmica).

Repetimos, os quadrantes são simplesmente o **interior** e o **exterior** do **indivíduo** e do **coletivo**, e o importante a ser ressaltado é que todos os quatro quadrantes precisam estar incluídos se se quiser ser o mais integral possível.

Uma incursão pelos quadrantes

Estamos agora em condições de começar a juntar todas as peças do quebra-cabeça integral: quadrantes, níveis, linhas, estados e tipos. Vamos, portanto, fazer uma incursão pelos quatro quadrantes, juntando todos os cinco elementos num todo integral. E vamos começar pelos **níveis** ou **estágios**.

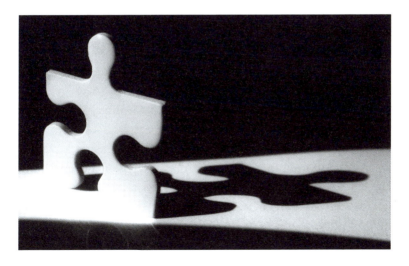

A Visão Integral

Todos os quatro quadrantes apresentam crescimento, desenvolvimento ou evolução. Portanto, todos eles apresentam algum tipo de estágios ou níveis de desenvolvimento, não como degraus rígidos de uma escada, mas como ondas que fluem e se desdobram naturalmente. Isso acontece com tudo no mundo natural, exatamente como um carvalho se desenvolve a partir de uma bolota, passando pelos estágios de crescimento e desenvolvimento; ou um tigre siberiano passa de um óvulo fertilizado para um organismo adulto, através de estágios primorosamente padronizados de crescimento e desenvolvimento.

O mesmo acontece com os seres humanos em certos sentidos significativos. Já vimos muitos desses estágios aplicados aos seres humanos. No quadrante Superior Esquerdo, ou do "eu", por exemplo, o eu passa do estágio egocêntrico para o etnocêntrico e para o mundicêntrico, ou do *corpo* para a *mente* e para o *espírito*. No quadrante Superior Direito, a energia se expande fenomenologicamente de *grosseira* para *sutil* e para *causal*. No quadrante Inferior Esquerdo, o "nós" expande-se do estágio *egocêntrico* ("eu") para o *etnocêntrico* ("nós") e para o *mundicêntrico* ("todos nós"). Essa expansão da percepção do grupo permite que os sistemas sociais – do quadrante Inferior Direito – se expandam de simples grupos para sistemas mais complexos, como nações e finalmente para sistemas globais. Esses três simples estágios em cada um dos quadrantes estão representados na Figura 8 (p. 76).

Vamos agora passar dos **níveis** para as **linhas**. As linhas ou correntes de desenvolvimento ocorrem nos quatro quadrantes, mas como o nosso foco é o desenvolvimento pessoal, podemos observar como algumas dessas linhas aparecem no quadrante Superior Esquerdo. Como já vimos, existe mais de uma dezena de diferentes inteligências múltiplas ou linhas de desenvolvimento. Algumas das mais importantes são as seguintes:

74

E Agora: Como Todas Essas Peças Se Encaixam?

- a linha **cognitiva** (ou percepção de como as coisas são);

- a linha **moral** (percepção de como as coisas deveriam ser);

- a linha **emocional** ou **afetiva** (o espectro total de emoções);

- a linha **interpessoal** (como me relaciono socialmente com os outros);

- a linha de **necessidades** (como a hierarquia de necessidades de acordo com Maslow);

- a linha da **identidade pessoal** (ou "quem eu sou?", de acordo, por exemplo, com o desenvolvimento do ego de Loevinger);

- a linha **estética** (ou linha da expressão pessoal, beleza, arte e sentido pessoal)

- a linha **psicossexual**, que em seu sentido mais amplo inclui todo o espectro de Eros (do grosseiro para o sutil e o causal);

- a linha **espiritual** (em que o "espírito" é visto não apenas como Fundamento nem apenas como o estágio mais elevado, mas como sua própria linha de desenvolvimento);

- a linha dos **valores** (ou o que a pessoa considera mais importante, a linha estudada por Clare Graves e popularizada pela Dinâmica em Espiral).

Todas essas linhas ou correntes de desenvolvimento podem se mover através dos níveis ou estágios básicos. Todas elas podem ser incluídas no psicógrafo. Se utilizarmos mapas, como fizeram Robert Kegan, Jane Loevinger e Clare Graves, teremos cinco, oito ou mais níveis ou ondas de desenvolvimento, com as

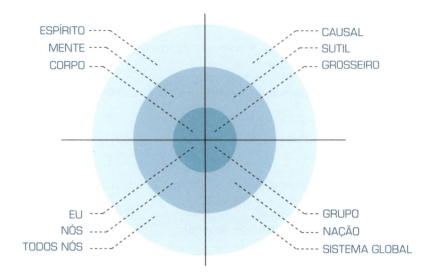

Figura 8. *Todos os quadrantes, todos os níveis, todos os estágios, todas as linhas e todos os tipos (AQAL).*

quais poderemos seguir o movimento natural das linhas ou correntes de desenvolvimento. Aqui também, a questão não é qual delas é certa ou errada, mas de quanta "granulosidade" ou "complexidade" você precisa para entender adequadamente uma determinada situação.

Já apresentamos o diagrama de um psicógrafo (Figura 3). A Figura 9 é outro diagrama, tomado de uma apresentação da escola de comércio Notre Dame, que utiliza o modelo "todos os quadrantes, todos os níveis, etc." para o ensino de liderança integral.

E Agora: Como Todas Essas Peças Se Encaixam?

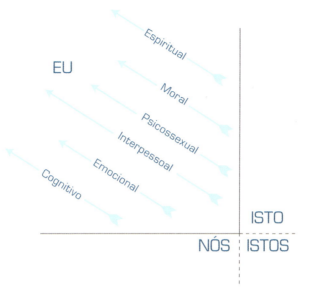

Figura 9. *Uma outra versão de psicógrafo.*

Conforme já observamos, todos os quadrantes têm linhas de desenvolvimento. Nós apenas focalizamos as do quadrante Superior Esquerdo. No quadrante Superior Direito, o que diz respeito aos seres humanos, uma das mais importantes é a linha da matéria-energia corporal, que vai, conforme vimos, da energia grosseira para a energia sutil e daí para a energia causal. Como uma seqüência de desenvolvimento, ela se refere à aquisição permanente da capacidade de dominar conscientemente esses componentes energéticos de seu ser (do contrário, eles aparecem meramente como estados temporários). O quadrante Superior Direito também se refere à totalidade dos **comportamentos**, ações e movimentos externos do meu corpo objetivo (grosseiro, sutil ou causal).

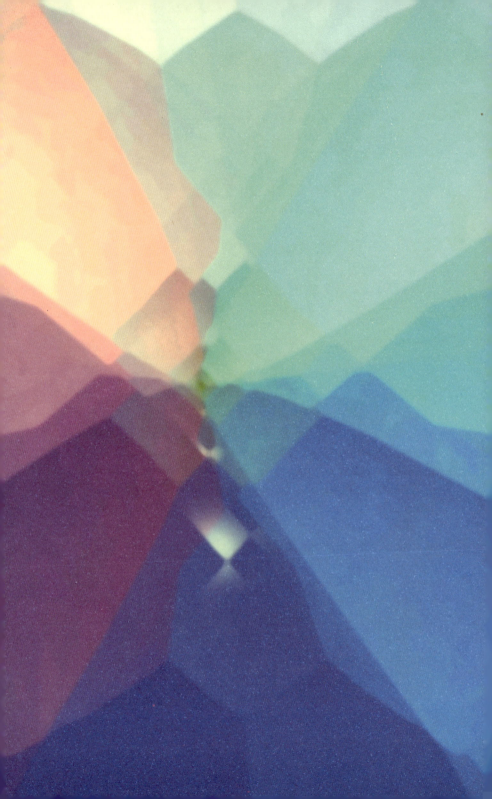

E Agora: Como Todas Essas Peças Se Encaixam?

No quadrante Inferior Esquerdo, o próprio desenvolvimento cultural se faz muitas vezes em ondas, passando do que o gênio pioneiro Jean Gebser chamou de movimento do *arcaico* para o *mágico* para o *mítico* para o *mental* para o *integral* e mais elevado. No quadrante Inferior Direito, a teoria sistêmica investiga o desenvolvimento dos sistemas sociais coletivos (e esses, nos humanos, incluem estágios que vão do sistema de *coleta* para o *agrário*, o *industrial* até o sistema de informações). Na Figura 8, nós reduzimos isso a "grupo, nação e sistema global", mas a idéia geral é simplesmente a de expansão dos níveis de maior complexidade social que são integrados aos sistemas mais amplos.

Também aqui, para uma simples visão geral, os detalhes não são tão importantes como o entendimento geral da expansão ou *natureza evolutiva de todos os quatro quadrantes*, que podem incluir esferas cada vez mais expandidas de consciência, consideração pelo outro, cultura e natureza. Em resumo, o "eu", o "nós" e o "isto" podem evoluir. O eu, a cultura e a natureza podem todos se desenvolver e evoluir num número quase infinito de ondas e correntes, que vão dos átomos para as supernovas, das células para o sistema Gaia e do pó para a Divindade.

Se sabemos de suas limitações, os diagramas podem nos ser muito úteis e nós já vimos talvez o mais simples diagrama da abordagem "todos os quadrantes, todos os níveis" (ou Sistema Operacional Integral), que é a Figura 8, representando apenas quadrantes e níveis. A Figura 10 é uma versão um pouco mais completa da Figura 8, mostrando quadrantes, níveis e linhas. (A propósito, a Figura 10 foi extraída de uma utilizada pelo UNICEF para analisar os padrões mundiais da fome entre as crianças.)

A VISÃO INTEGRAL

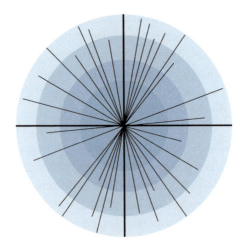

Figura 10. *Quadrantes, níveis e linhas.*

Uma variante da mandala do UNICEF é a Figura 11, na qual as "linhas" são mostradas como "espirais", indicando a natureza espiralada de muitas linhas de desenvolvimento. Mas como quer que sejam representadas – em linhas, espirais ou correntes –, elas são abundantes em todos os quatro quadrantes.

Se você tem um entendimento geral desses simples diagramas, o resto fica relativamente fácil e podemos concluir com uma abordagem rápida dos outros componentes. **Estados** ocorrem em todos os quadrantes (de estados de ânimo a estados de consciência). Nós focalizamos os **estados de consciência** no quadrante Superior Esquerdo (de vigília, de sonho e de sono) e os **estados energéticos** no quadrante Superior Direito (grosseiro, sutil e causal). É claro que se algum deles se torna uma aquisição permanente, ele deixa de ser estado para se tornar estágio.

E Agora: Como Todas Essas Peças Se Encaixam?

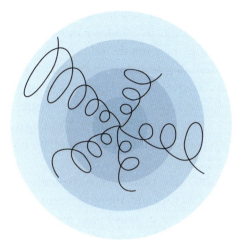

Figura 11. *Correntes e ondas espiraladas.*

Existem também **tipos** em todos os quadrantes, mas nós focalizamos os tipos *masculino* e *feminino* conforme se apresentam nas pessoas. O princípio masculino identifica-se mais com a ação e o feminino, com a comunhão, mas o importante é que toda pessoa tem esses dois componentes. E finalmente, como vimos, existe o **tipo doentio** do masculino e do feminino em todos os estágios – garoto doentio e garota doentia em todas as ondas.

Parece complicado? E em certo sentido de fato é. Mas, por outro lado, a extraordinária complexidade dos seres humanos e de suas relações com o universo pode ser imensamente simplificada se tocarmos as bases com os **quadrantes** (o fato de todo evento poder ser visto da perspectiva do eu, do nós ou do isto); com as **linhas de desenvolvimento** (ou inteligências múltiplas), que se movem todas através dos **níveis de desenvolvimento** (do corpo para a mente e o espírito); e com os **estados** e **tipos** em cada um dos níveis.

A Visão Integral

Esse **Modelo Integral** – "todos os quadrantes, todos os níveis, todas as linhas, todos os estados e todos os tipos" – é o modelo mais simples que dá conta de todos os elementos realmente essenciais. Às vezes, simplesmente o abreviamos para "todos os quadrantes, todos os níveis" – ou **AQAL** –, em que os quadrantes são, por exemplo, eu, cultura e natureza, e níveis são corpo, mente e espírito, e assim dizemos que a Abordagem Integral envolve **o cultivo do corpo, da mente e do espírito no eu, na cultura e na natureza.**

Vamos concluir o que poderia ser chamado de "introdução básica ao Sistema Operacional Integral" com alguns exemplos rápidos de suas aplicações a áreas como medicina, negócios, espiritualidade, ecologia e vida pessoal. É quando eu espero que você comece a ver o Modelo Integral ganhar vida...

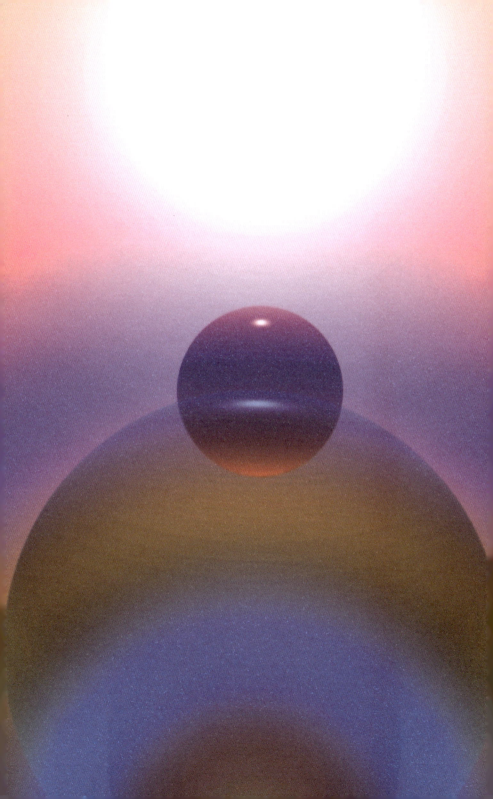

capítulo

4

É ASSIM QUE FUNCIONA: APLICAÇÕES DO SISTEMA OPERACIONAL INTEGRAL

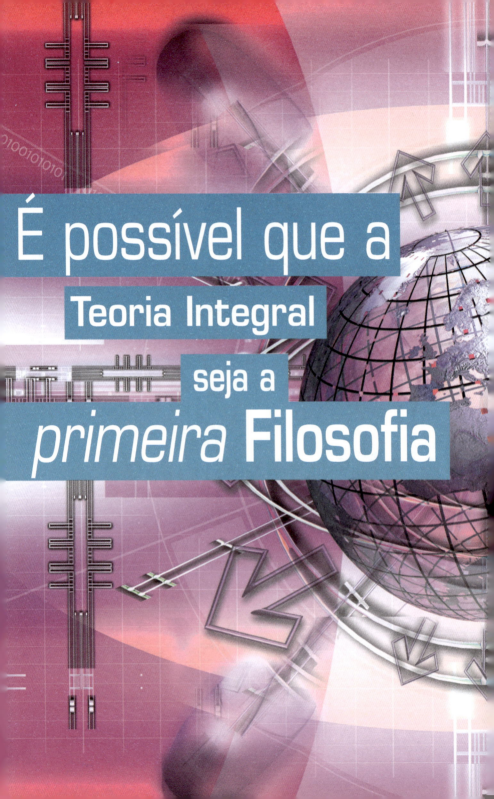

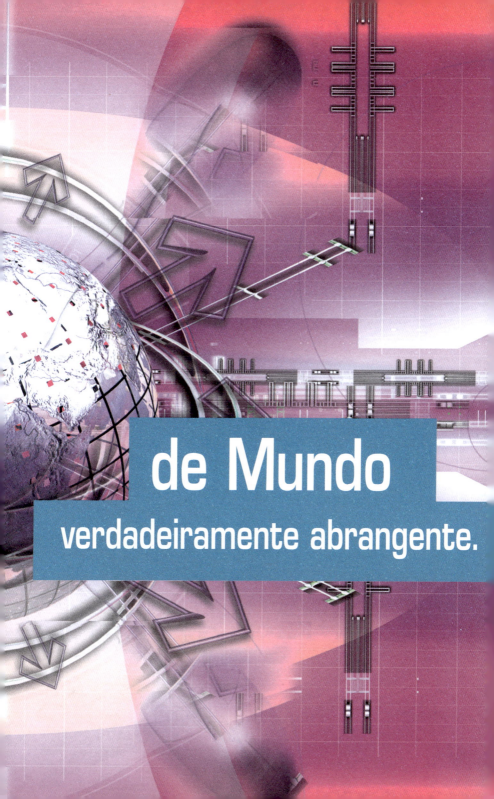

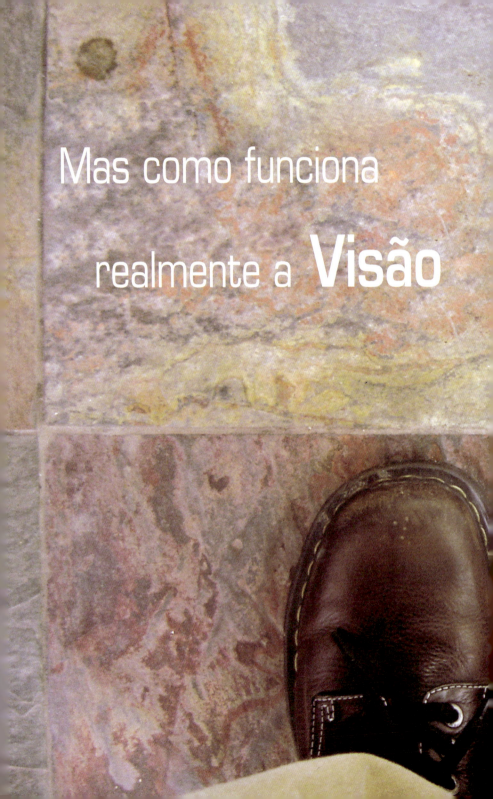

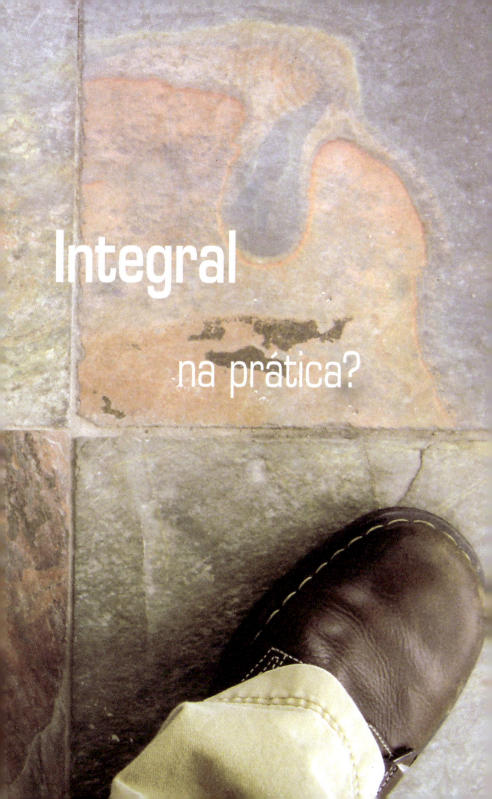

Organizações e comunidades online
conectadas ao Integral Institute.

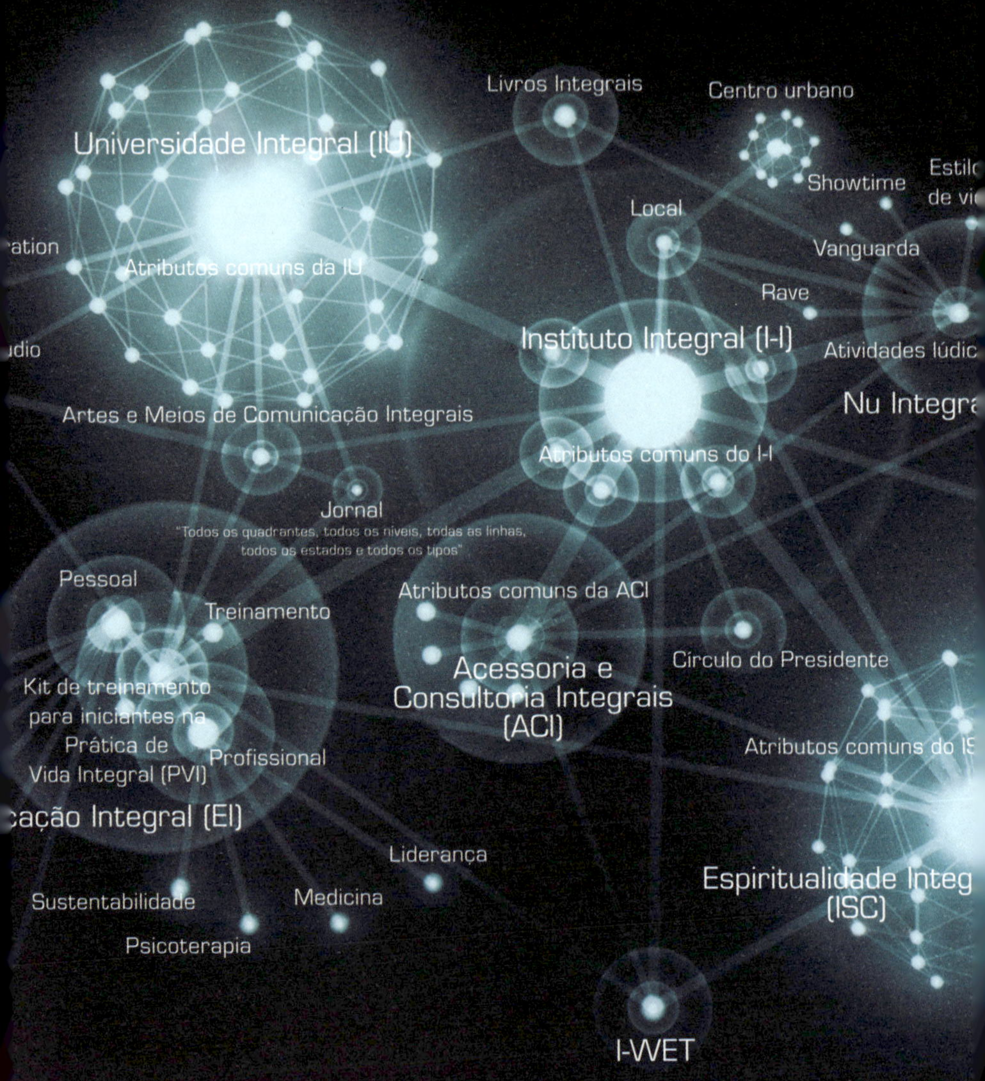

Universidade Integral (IU)

Livros Integrais

Centro urbano

Estilo
de vi

Showtime

ation

Atributos comuns da IU

Local

Vanguarda

Rave

Instituto Integral (I-I)

Atividades lúdic

dio

Nu Integra

Artes e Meios de Comunicação Integrais

Atributos comuns do I-I

Jornal
"Todos os quadrantes, todos os níveis, todas as linhas,
todos os estados e todos os tipos"

Pessoal

Treinamento

Atributos comuns da ACI

Kit de treinamento
para iniciantes na
Prática de   Profissional
Vida Integral (PVI)

cação Integral (EI)

Acessoria e
Consultoria Integrais
(ACI)

Círculo do Presidente

Atributos comuns do IS

Liderança

Sustentabilidade

Medicina

Psicoterapia

Espiritualidade Integ
(ISC)

I-WET

Em todo o mundo, milhares de pessoas estão aplicando a Visão Integral a dezenas de diferentes áreas, tais como artes, ecologia, medicina, criminologia, negócios e transformação pessoal. Uma vez que abrange e faz uso de mais verdades e mais potenciais do que qualquer outra abordagem, uma estrutura conceitual integral torna o trabalho em qualquer área radicalmente mais eficiente e gratificante.

A VISÃO INTEGRAL

Medicina Integral

A nenhuma outra área o Modelo Integral é mais diretamente aplicável do que à medicina, e ele está sendo cada vez mais adotado pelos profissionais da saúde em todo o mundo. Uma incursão rápida pelos quadrantes irá demonstrar como o Modelo Integral pode ser útil (Ver Figura 12, p. 95).

A medicina ortodoxa ou convencional é uma abordagem típica do **quadrante Superior Direito**. Ela lida quase que inteiramente com o organismo físico por meio de intervenções físicas: cirurgia, drogas, remédios e mudanças de hábitos. A medicina ortodoxa vê essencialmente causas físicas para as doenças físicas e, por isso, prescreve basicamente intervenções físicas. Entretanto, o Modelo Integral sustenta que todo evento físico (do quadrante Superior Direito) tem pelo menos quatro dimensões (os quadrantes) e que, portanto, também a doença física deve ser examinada a partir de todos os quatro quadrantes (sem mencionar os níveis, que abordaremos mais adiante). Não é que o Modelo Integral não dê importância ao quadrante Superior Direito, mas ele o considera, por assim dizer, apenas um quarto da totalidade.

O enorme interesse que vem se manifestando recentemente pelos tratamentos alternativos – para não mencionar disciplinas como a psiconeuroimunologia – tem deixado bem claro que os *estados internos* da pessoa (suas emoções, atitudes psicológicas, fantasias e intenções) exercem um papel crucial tanto na *causa* como na *cura* até mesmo de doenças físicas. Em outras palavras, o **quadrante Superior Direito** é um ingrediente de extrema importância em qualquer tratamento médico abrangente. Visualizações, afirmações e uso consciente de imagens têm demonstrado empiricamente seu papel fundamental no tratamento da

Estudo de caso 1: Aplicação do Sistema Operacional Integral à Medicina Integral

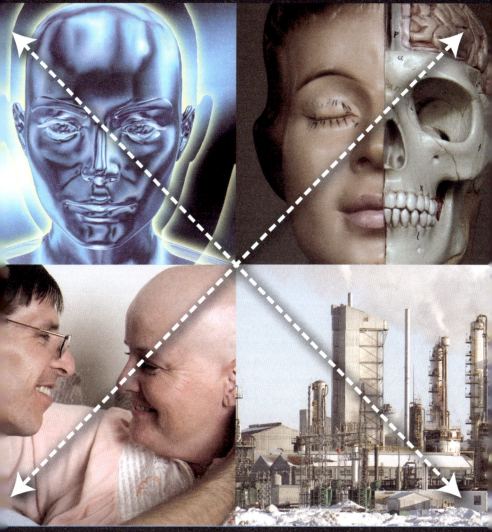

Os fatores presentes em todos os quatro quadrantes exercem influência sobre a causa e a cura de uma doença.

A Visão Integral

maioria das doenças e os resultados têm-se mostrado dependentes dos estados emocionais e da perspectiva mental dos pacientes.

Mas por mais importantes que sejam esses fatores subjetivos, a consciência individual não existe no vácuo, mas inextricavelmente inserida em valores culturais, crenças e visões de mundo comuns. O modo como uma determinada cultura (quadrante Inferior Esquerdo) vê uma determinada doença – com consideração e compaixão ou com escárnio e desprezo – pode ter um profundo impacto sobre a capacidade do indivíduo para lidar com a doença (quadrante Superior Esquerdo), e essa, por sua vez, pode afetar diretamente o curso da própria doença física (quadrante Superior Direito). O **quadrante Inferior Esquerdo** inclui toda a enorme gama daqueles fatores *intersubjetivos* que são cruciais em qualquer interação humana – como a relação entre médico e paciente; as atitudes da família e dos amigos e como elas são passadas para o paciente; a aceitação (ou rejeição) cultural da doença em questão (como, por exemplo, a AIDS); e os próprios valores da cultura que a doença ameaça. Todos esses fatores são, até certo ponto, causadores da doença e da cura física (simplesmente porque *todo evento* tem quatro quadrantes).

É óbvio que, na prática, tem-se que limitar o quadrante em questão aos fatores com os quais se pode efetivamente lidar – talvez a melhoria da relação entre médico e paciente, o apoio de familiares e grupos de amigos e o entendimento geral dos juízos de valores culturais e seus efeitos sobre a doença. Estudos têm demonstrado consistentemente que, por exemplo, os pacientes de câncer que contam com grupos de apoio têm uma sobrevida maior do que aqueles que não contam. Alguns dos fatores mais relevantes do quadrante Inferior Esquerdo são, portanto, cruciais em qualquer tratamento médico abrangente.

É Assim Que Funciona: Aplicações do Sistema Operacional Integral

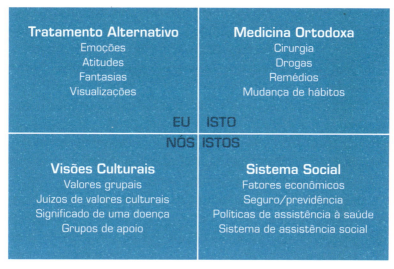

Figura 12. *Os quatro quadrantes da medicina integral.*

O **quadrante Inferior Direito** comporta todos aqueles fatores materiais, econômicos e sociais que quase nunca são considerados parte da entidade que é a doença, mas que, de fato – como os de qualquer outro quadrante – são *causadores* tanto da doença como da cura. Um sistema social que não consegue prover alimento mata as pessoas de fome (como ocorre diariamente em países assolados pela fome). No mundo real, onde toda entidade tem todos os quatro quadrantes, a presença de um vírus no quadrante Superior Direito pode ser a questão central, mas sem um sistema social (Inferior Direito) para oferecer tratamento, a pessoa morre. Essa não é uma questão isolada, mas o aspecto central da própria questão, já que todos os eventos têm quatro quadrantes. O quadrante Inferior Direito inclui fatores como os de ordem econômica, de seguridade e previdência social a até mesmo fatores simples como a disposição física dos quartos hospitalares (se eles oferecem facilidade de locomoção, permissão de vi-

A VISÃO INTEGRAL

sitas, etc.) – para não mencionar problemas como de contaminação ambiental. Esses problemas mencionados referem-se ao aspecto que diz respeito a "todos os quadrantes" da causa e do tratamento da doença. O aspecto que diz respeito a "todos os níveis" refere-se ao fato de os indivíduos terem – pelo menos – *níveis* físicos, emocionais, mentais e espirituais em cada um dos quadrantes (ver Figura 8). Algumas doenças têm em grande medida causas físicas e curas físicas (atropelamento por um ônibus, fratura de uma perna). Mas a maioria das doenças tem causas e curas que incluem componentes *emocionais, mentais* e *espirituais*. Literalmente centenas de pesquisadores de todo o mundo têm contribuído imensamente para o nosso entendimento da natureza "multinível" da doença e da cura (inclusive com contribuições das grandes tradições de sabedoria, como o xamanismo e o budismo tibetano). A questão é simplesmente que, pelo acréscimo desses níveis aos quadrantes, um modelo médico muito mais abrangente – e eficiente – começa a emergir.

Em resumo, para ser realmente eficiente e abrangente, um modelo médico deve abarcar todos os quadrantes e todos os níveis: a idéia é simplesmente que cada quadrante ou dimensão (Figura 5, p. 70) – eu, nós e isto – tem níveis ou ondas físicas, emocionais, mentais e espirituais (Figura 8, p. 76) e que um tratamento realmente integral deve levar em conta todas essas realidades. Esse tipo de tratamento integral não apenas é mais *eficiente*, mas é também por essa razão mais *custo-eficiente* – motivo pelo qual até mesmo a medicina empresarial está dando mais atenção a ele.

(Se você tiver interesse em saber mais sobre essa abordagem, visite a página na Internet do Centro de Medicina Integral: www.integralUniversity.org)

É Assim Que Funciona: Aplicações do Sistema Operacional Integral

Empresa Integral

A aplicação do Modelo Integral vem despertando grande interesse no mundo corporativo e em suas lideranças, uma vez que seus resultados são imediatos e óbvios. Os quadrantes (Figura 13, p. 98) contêm os quatro "ambientes" ou "mercados", nos quais todo produto terá de sobreviver, enquanto os níveis provêem os tipos de valores que tanto favorecerão sua produção como o consumo dos produtos. Estudos sobre a hierarquia de valores – como os de Maslow e Graves (por exemplo, a Dinâmica em Espiral), que já tiveram uma enorme influência sobre os negócios – podem ser somados aos dos quadrantes (que mostram como esses níveis de valores estão presentes nos quatro diferentes ambientes) – para fornecer um mapa realmente abrangente do mercado (que cobre tanto os mercados tradicionais como os virtuais).

Além disso, programas de treinamento de Liderança Integral, baseados num modelo integral do tipo "todos os quadrante, todos os níveis, etc.", também já começaram a surgir. Existem hoje quatro grandes teorias de administração (a teoria X, que enfatiza a atitude individual; a teoria Y, que põe foco no entendimento psicológico; a gestão cultural, que ressalta a cultura organizacional; e a administração sistêmica, que coloca ênfase no sistema social e no seu controle). Essas quatro teorias de gestão de negócios são, na realidade, os quatro quadrantes e uma Abordagem Integral teria necessariamente de incluir todas as quatro abordagens. Acrescente-se a ela níveis e linhas e tem-se um modelo de liderança incrivelmente rico e sofisticado e que, de longe, é o mais abrangente disponível hoje.

A VISÃO INTEGRAL

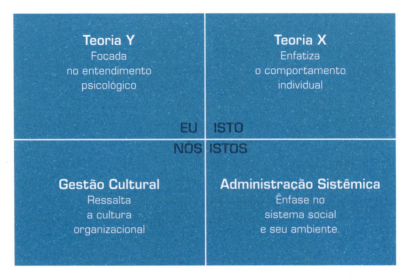

Figura 13. *Os quatro quadrantes da empresa integral.*

(Se você quiser aplicar essa abordagem, visite antes o site do Integral Leadership and Business Center: www.integralUniversity.org)

Estudo de caso 2:
Aplicação do Sistema Operacional Integral aos Negócios

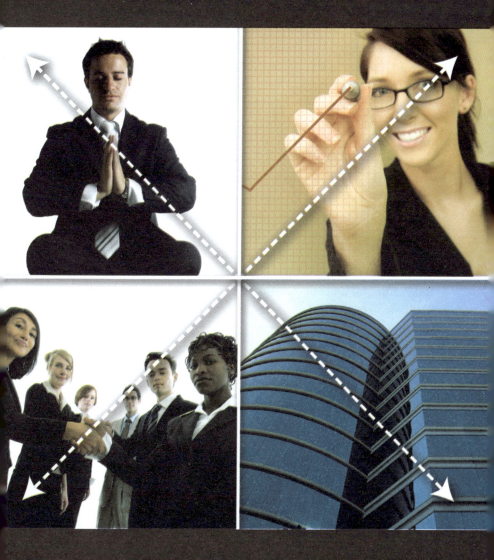

A Visão Integral

Ecologia Integral

A Ecologia Integral, que faz uso da abordagem "todos os quadrantes, todos os níveis, etc.", já está sendo aplicada por muitos membros pioneiros do Integral Institute e promete revolucionar tanto o nosso modo de pensar os problemas ambientais como o nosso modo de abordá-los e saná-los na prática.

A idéia básica é simples: toda e qualquer abordagem das questões ambientais que seja menos do que integral ou inclusiva está fadada ao fracasso. Tanto os quadrantes internos (Esquerdos) como os externos (Direitos) precisam ser levados em consideração. A sustentabilidade do ambiente **exterior** é obviamente necessária; mas sem crescimento e desenvolvimento nos domínios **internos** dos níveis de valores e de consciência centrados no mundo, o meio ambiente continua seriamente ameaçado. Quem busca apenas soluções externas está de fato contribuindo para o agravamento do problema. O eu, a cultura e a natureza precisam se libertar juntos ou não se libertam jamais. Como fazer isso é a questão central da Ecologia Integral.

(Se você estiver interessado em conhecer uma abordagem mais integral da ecologia, do meio ambiente e da sustentabilidade, entre em contato conosco do Integral Ecology Center através do site: www.integralUniversity.org)

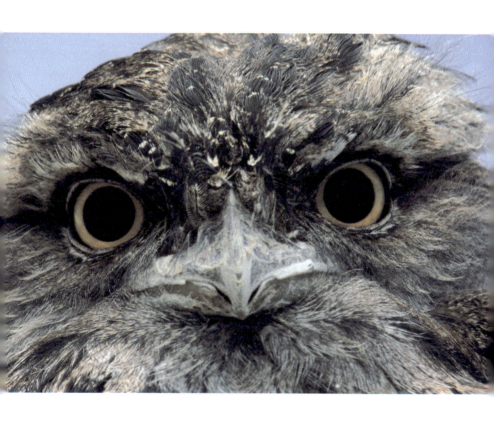

A VISÃO INTEGRAL

Espiritualidade relacional e socialmente engajada

A implicação mais importante de uma abordagem "todos os quadrantes, todos os níveis, etc." da espiritualidade é que os níveis físicos, emocionais, mentais e espirituais do ser devem ser exercidos simultaneamente no eu, na cultura e na natureza (ou seja, nos domínios do eu, do nós e do isto). Existem muitas variações sobre esse tema, que vão desde a espiritualidade socialmente engajada até os relacionamentos como caminho espiritual, e incluímos todas essas importantes contribuições na Prática de Vida Integral (ver Capítulo 6). As implicações de uma Espiritualidade Integral são amplas e profundas e estão apenas começando a causar impacto.

Mas para podermos entender plenamente o que significa uma "espiritualidade integral", temos que entender o que significa "espiritualidade". E aqui entramos num emaranhado de problemas. Mas a abordagem integral pretende ter abarcado todos. Será que de fato conseguiu?

É o que veremos.

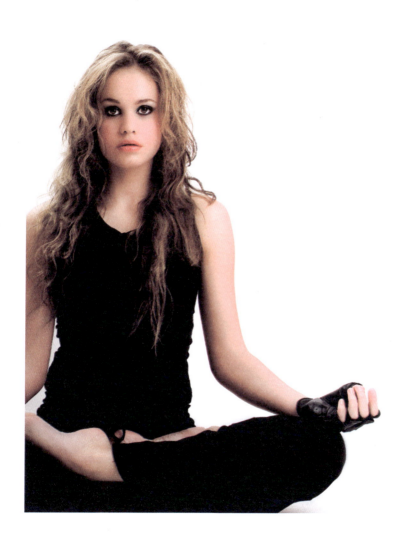

capítulo

5

É ASSIM QUE VOCÊ SE DEFINE: "ESPIRITUAL, MAS NÃO RELIGIOSO"?

Por que a
religião
é uma força
tão **complexa,**
desconcertante
e **polarizadora**
no mundo?

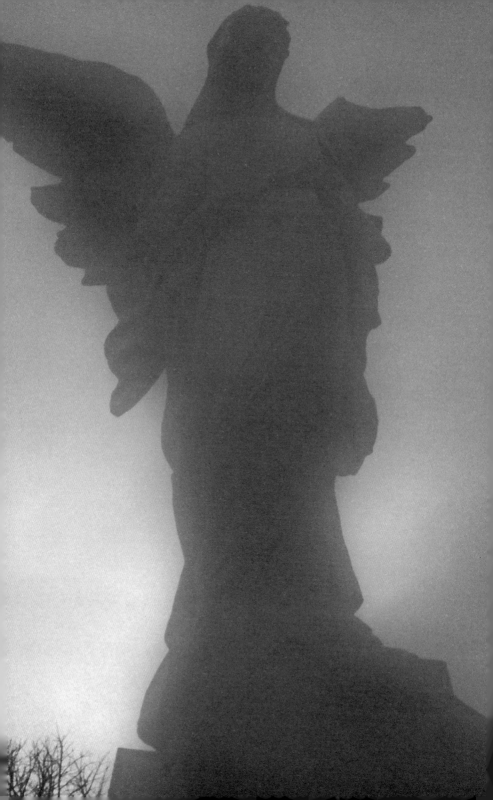

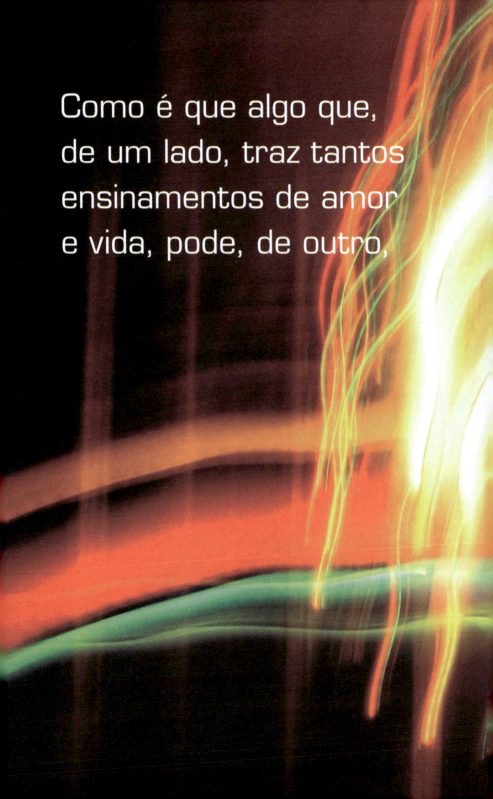

Como é que algo que, de um lado, traz tantos ensinamentos de amor e vida, pode, de outro,

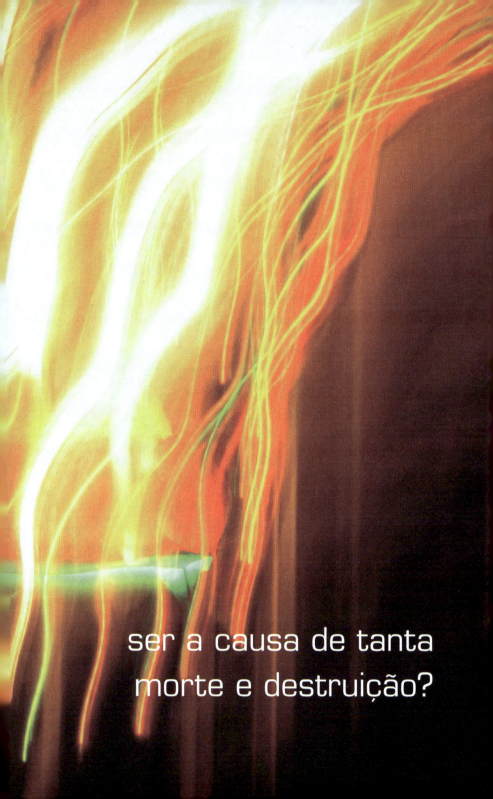

ser a causa de tanta morte e destruição?

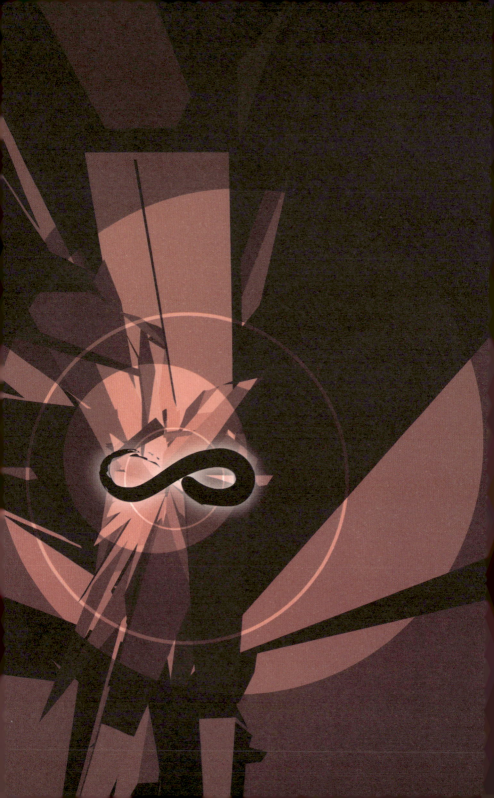

Respostas superficiais não funcionam neste caso. Esse é talvez o problema mais grave que toda pessoa – ou, no que diz respeito a esse assunto, o próprio mundo – terá de enfrentar. A Abordagem Integral é conhecida por "dar conta de tudo". Será que ela pode ajudar a resolver esse problema também? Definitivamente, sim. Mas ela começa advertindo que a questão é complicada, porque o que as pessoas chamam de "espiritualidade" tem, pelo menos, cinco diferentes significados, com base em diferentes referências a quadrantes, níveis, linhas, estados e tipos. Mas levando-a em consideração – ou adotando uma visão que leve em conta todos os quadrantes, níveis, etc. –, há lugar para praticamente todas as diferentes maneiras de abordar esse tópico e tudo começa a fazer sentido. Do contrário, todo o tema da espiritualidade não faz praticamente nenhum sentido. Mas juntando todas, pode-se de fato começar a "entender tudo". Que tal fazermos uma tentativa?

A VISÃO INTEGRAL

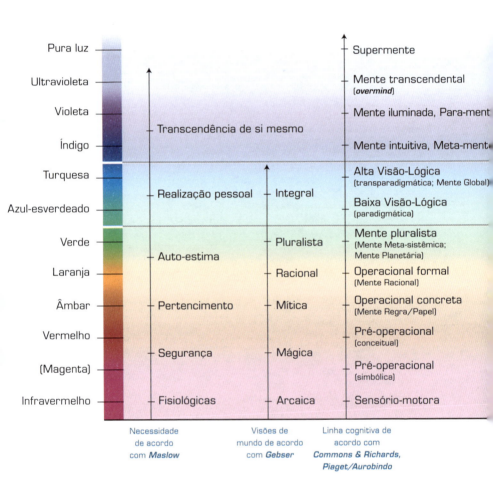

Figura 14. *Algumas das principais linhas de desenvolvimento.*

É Assim Que Você Se Define: Espiritual, Mas Não Religioso?

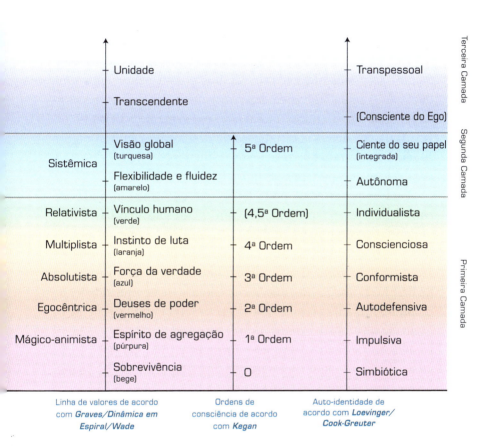

A Visão Integral

Ondas das cores do arco-íris e correntes tremeluzentes

Vamos começar pelo quadrante Superior Esquerdo, ou o interior do indivíduo, e examinar mais de perto esse fascinante fenômeno das múltiplas inteligências (ou linhas de desenvolvimento). Já vimos que cada um de nós possui pelo menos uma dúzia de grandes linhas de desenvolvimento, incluindo necessidades, valores, cognição, moral e do eu. Cada uma delas foi investigada por diversos estudiosos do desenvolvimento. A Figura 14 é um psicógrafo que resume os resultados de alguns dos mais conhecidos e respeitados pesquisadores.

Para começar, você pode notar que os níveis ou ondas de consciência estão representados com as cores do arco-íris. Essa é uma prática comum nas tradições de sabedoria e que nos permite abordar os níveis de uma maneira geral e bem colorida. O arco-íris representa simplesmente a **altura** vertical – ou o grau de desenvolvimento (o grau de consciência ou complexidade) de qualquer linha. Ele também nos permite comparar facilmente os vários níveis das diferentes linhas de desenvolvimento pela visualização de quais delas se encontram na mesma posição do arco-íris. Isso é o que, por exemplo, faz a Figura 14. (Não se preocupe com algumas das cores intermediárias, como o âmbar e o azul-esverdeado – que foram escolhidas para se adequar aos diversos modelos que também usam cores. A idéia básica é tão simples quanto um arco-íris de cores representando o espectro da consciência...)

Na extremidade esquerda do diagrama, está uma das linhas de desenvolvimento mais conhecidas, ou seja, a da hierarquia de necessidades de acordo com Maslow, que significa...

114

É Assim Que Você Se Define: Espiritual, Mas Não Religioso?

Bem, talvez devêssemos fazer uma pausa aqui para antes tratar dos enormes equívocos em torno da palavra "hierarquia". Para muitas pessoas, ela se tornou um palavrão e por razões compreensíveis. Mas existem pelo menos dois tipos extremamente diversos de hierarquia, os quais os estudiosos denominaram hierarquias opressivas (ou hierarquias de dominação) e hierarquias de crescimento (ou hierarquias de realização). Uma *hierarquia de dominação* é isso mesmo, um sistema de categorias que domina, explora e oprime as pessoas. O mais notável deles é o sistema de castas oriental e ocidental. Toda hierarquia que impede o crescimento individual ou coletivo é uma hierarquia de dominação.

As *hierarquias de realização* são, por sua vez, os próprios meios de crescimento. Longe de serem opressivas, elas são o que você atribui a elas. As hierarquias de crescimento ou desenvolvimento movem-se tipicamente, nos seres humanos, das ondas egocêntricas para etnocêntricas, mundicêntricas e cosmocêntricas*. No mundo natural, as hierarquias de crescimento estão em todas as partes, sendo a mais comum a que envolve a transformação de átomos em moléculas, de moléculas em células e de células em organismos. As hierarquias de crescimento são sempre hierarquias aninhadas, implicando que cada nível mais elevado *transcende e inclui* os seus precedentes. Os organismos transcendem e incluem as células que, por sua vez, transcendem e incluem os átomos que, por sua vez, transcendem e incluem os quarks e assim por diante. Numa hierarquia de crescimento, os níveis mais elevados não oprimem os menos elevados, mas os abarcam! Eles literalmente os incluem, os abrangem. Cada nível

---

* Cosmocêntrico significa orientado para a terceira camada. Essa palavra é derivada da grega *Kosmos*, que significa o universo total da matéria, do corpo, da mente e do espírito (e não apenas o nível mais baixo da matéria, o que a palavra "cosmos" lamentavelmente passou a designar...).

A Visão Integral

de uma hierarquia de crescimento está disposto num arco superior, porque representa um *aumento* da capacidade de consideração pelos outros, da consciência, da cognição, da moral, etc. Crescimento é um *desenvolvimento* que é *inclusão* – do egocêntrico para o etnocêntrico, daí para o mundicêntrico e então para o cosmocêntrico. Todas as hierarquias mostradas na Figura 14 são hierarquias de crescimento, ou várias correntes percorrendo ondas de inclusão maior.

Em resumo, as hierarquias de dominação causam opressão, enquanto as de crescimento acabam com ela. (Você consegue perceber por que é tão desastroso quando se condena igualmente *todas* as hierarquias?)

Retornemos, portanto, às hierarquias de necessidades de acordo com Maslow (Figura 15). A pesquisa meticulosa de Abraham Maslow demonstrou que as pessoas tendem a se mover através de uma seqüência crescente de **necessidades**. Com a satisfação de cada necessidade, tende a surgir outra mais elevada. As *necessidades fisiológicas* são as mais básicas – como de alimento, abrigo e necessidades biológicas básicas. Quando estas necessidades são satisfeitas, começa a surgir a noção de eu individual com suas *necessidades de segurança* e autoproteção. Quando estas são satisfeitas, o indivíduo busca não apenas segurança, mas também *pertencimento,* ou seja, o sentimento de pertencer a uma comunidade. Tendo assegurada a necessidade de pertencimento, as pessoas tendem a ser motivadas pelo surgimento da *necessidade de auto-estima.* Se esta é satisfeita, outras necessidades mais elevadas do indivíduo começam a emergir, as quais Maslow chamou de *necessidades de auto-realização.* E se estas são satisfeitas, a pessoa tende a ser motivada pela necessidade de *transcendência pessoal,* ou a necessidade de satisfazer não apenas a si mesma, mas de ir além, para esferas e ondas mais elevadas, profundas e amplas de consideração pelos outros e de consciên-

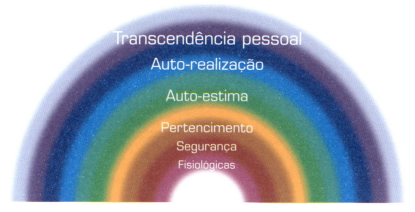

Figura 15. *Hierarquia de necessidades de acordo com Maslow (Holarquia).*

cia; e algumas pessoas começam a procurar decididamente alcançar as esferas transpessoal e espiritual.

A mais famosa seqüência de desenvolvimento é provavelmente a de Jean Gebser, que vai do estágio **arcaico** para o **mágico**, o **mítico**, o **racional**, o **pluralista** e o **integral**. O que os estágios de Gebser têm de formidável é o fato de eles significarem em grande medida exatamente o que parecem significar. (Eu dividi o seu nível mais elevado em dois, com o propósito de facilitar). E como o próprio Gebser observou, seu "estágio integral" é de fato apenas a abertura para estágios ainda mais elevados (superintegrais e transpessoais).

Podemos ver isso em especial ao observarmos a corrente de desenvolvimento da **cognição** ou da capacidade de percepção e perspectiva. A linha cognitiva mostrada na Figura 14 é um amálgama das importantes pesquisas de Michael Commons & Francis Richards, Jean Piaget e Sri Aurobindo, indicando que a cognição vai da **mente sensorial** para a **mente concreta**, a **mente formal**, a **mente superior**, a **mente iluminada**, a **mente intuitiva**, a **mente transcendental** e a **supermente**. Observe novamente

A Visão Integral

como os próprios estágios mais elevados começam a parecer transpessoais ou espirituais.

A seguir, poderemos observar na obra de Clare Graves o que ele chamou de **sistemas de valores** e sua popularização num modelo chamado de Dinâmica em Espiral (criado por Don Beck e Christopher Cowan). No estágio *mágico-animista*, os valores são realmente "mágicos" e "animistas", com as forças elementares regendo magicamente o mundo. No estágio *egocêntrico*, os ímpetos de poder vêm primeiro e são centrais; os valores das pessoas são os centrados no "eu" e "meu poder". Com *valores absolutistas*, eles passam do "eu" para o "nós", ou da visão egocêntrica para a etnocêntrica e acredita-se que sejam dados por uma fonte eterna e que valem como verdade absoluta e rígida para todos (seja essa fonte a Bíblia, o Alcorão ou a Cartilha Vermelha do Presidente Mao); a sua violação resultará em condenação temporária e possivelmente eterna. Costuma-se chamar essa participação de "mítica", uma vez que quem não acredita nos mitos etnocêntricos está em sérias dificuldades.

Quando o desenvolvimento passa do estágio mítico conformista para o seguinte, os valores da pessoa vão dos etnocêntricos para o começo dos mundicêntricos, que Graves chamou de mudança dos valores absolutistas para os *multiplistas*, indicando que existem muitas maneiras de ver a realidade, não apenas uma que seja estritamente correta. Isso resulta numa mudança dos **valores tradicionais** para os **valores modernos**. Essa diferenciação continua até o estágio seguinte, ao qual Graves chamou de *relativista*, não apenas por existir nele uma infinidade de diferentes crenças, como também por serem todas relativas, resultando numa visão de mundo tipicamente *pós-moderna* e *pluralista*. Essa visão é, de fato, tão pluralista que muitas vezes acaba completamente fragmentada e alienada, tal é seu grau de niilismo, cinismo e falta de sentido (soa familiar?). É apenas no está-

É Assim Que Você Se Define: Espiritual, Mas Não Religioso?

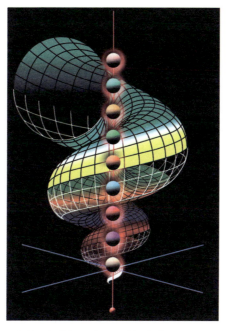

Uma concepção artística da Dinâmica em Espiral e seus principais níveis de desenvolvimento de valores. (Artistas: Ben Wright e Ken Wilber).

gio seguinte, o *sistêmico*, que uma visão de mundo realmente integrada e coesa pode finalmente começar a surgir, permitindo o começo do que um sociólogo chamou de **Era Integral**. Clare Graves denominou esse estágio de mudança de valores da primeira camada (marcados por sua parcialidade) para valores da segunda camada (marcados por sua natureza integrada).

Clare Graves foi um dos primeiros estudiosos a descobrir a diferença incrivelmente importante entre a **primeira** e a **segunda camada** de desenvolvimento. No que consiste essa diferença extraordinária? Todos os estágios da primeira camada acreditam firmemente que seus valores sejam os únicos verdadeiros e corretos e que todos os outros estejam profundamente equivocados.

A Visão Integral

Mas partindo-se do salto para a segunda camada – ou o começo dos níveis verdadeiramente integrados –, fica evidente que todos os outros valores e estágios são válidos à sua própria maneira, ou são apropriados para seus próprios níveis. A segunda camada abre espaço para todos os outros valores e começa a juntá-los e integrá-los numa tapeçaria maior de consideração pelos outros e inclusão.

Em muitos sentidos, essa é a mesma coisa que Abraham Maslow encontrou anteriormente no salto das **necessidades relativas à carência** (de falta e escassez) para as **necessidades do ser** (de realização e transcendência pessoal) e, na verdade, Graves estava tentando entender essa descoberta de Maslow. O salto desenvolvimentista da primeira para a segunda camada é um salto da fragmentação e da alienação para a totalidade e a integração, um salto do niilismo e do cinismo para o encontro de sentido e valores profundos.

Esse desenvolvimento integral continua nas ondas da **terceira camada** (ou "superintegrais" e suprapessoais), duas das quais Jenny Wade, em seu desdobramento do sistema de Graves, chama primeiro de *transpessoais* e depois de *unitivas*.

Resumindo, os valores crescem e se desenvolvem de **tribais** para **tradicionais**, **modernos**, **pós-modernos**, **integrais** e **superintegrais** em seu percurso para desdobramentos ainda mais elevados no futuro evolutivo. Hoje, em nossa cultura como um todo, estamos à beira do salto extraordinário da primeira para a segunda camada, dos valores pós-modernos para os integrais... um salto do qual voltaremos a tratar em breve.

A obra de Robert Kegan sobre **ordens da consciência** é provavelmente uma das mais amplamente respeitadas em todas as partes. Como são também a teoria e pesquisa sofisticadas de Jane Loevinger sobre os **estágios de autodesenvolvimento**. Você pode ver ambas na Figura 14.

120

É Assim Que Você Se Define: Espiritual, Mas Não Religioso?

Uma das principais discípulas e sucessoras de Loevinger, Susann Cook-Greuter, realizou uma pesquisa importante sobre os níveis mais elevados ou da terceira camada de autodesenvolvimento, que também estão relacionados na Figura 14. (A propósito, Robert Kegan, Don Beck e Susann Cook-Greuter são todos membros fundadores do Integral Institute.) Não se preocupe se não entender todas as categorias apresentadas nessa figura; todos os nossos argumentos podem ser grandemente simplificados pelo uso das informações que você que já tem.

Por enquanto, basta simplesmente notar, ao examinar todas as correntes nas Figuras 9 e 10, que, em geral, a primeira camada de crescimento envolve a passagem do desenvolvimento *pré-pessoal* para o *pessoal*; a segunda camada envolve o desenvolvimento pessoal *integrado* (e o começo dos estágios "integrais") e a terceira camada envolve o desenvolvimento do estágio *transpessoal* (ou o começo dos estágios "superintegrais").

Assim, toda evolução e todo desenvolvimento vão do estágio pré-pessoal para o pessoal e o transpessoal, e do subconsciente para o autoconsciente e o superconsciente, do pré-racional para o racional e o transracional, do pré-convencional para o convencional e o pós-convencional, do id para o ego e para o Espírito. Com o desenvolvimento da terceira camada ou desenvolvimento transpessoal, o eu começa a se expandir para além da esfera pessoal e passar para a esfera de imensa vastidão, de claridade resplandecente e de experiências de unidade, todas com uma conotação decididamente espiritual. Mas diferentemente dos níveis mágicos e míticos, que são meros conceitos e crenças dogmáticas, estes são níveis de experiência direta e percepção imediata.

A VISÃO INTEGRAL

A falácia pré/pós

Vamos fazer uma pausa aqui para observar o seguinte: os pesquisadores descobriram que os próprios estágios *mais elevados* de desenvolvimento cognitivo, moral e pessoal assumem todos uma conotação transpessoal ou espiritual. Vamos caracterizá-la como "**espiritualidade de nível mais elevado**" e tomá-la como uma das importantes conotações de "espiritual". (Vamos também nos referir a esse aspecto da espiritualidade como **espiritualidade transracional e transpessoal**.)

Mas um aspecto estranho, porém fascinante, chama a nossa atenção: alguns dos estágios transracionais e transpessoais se assemelham superficialmente a alguns dos estágios pré-racionais e pré-pessoais. Como os estágios *pré-convencionais* e *pós-convencionais* são ambos *não-convencionais*, eles são confundidos e até mesmo tomados como iguais pela visão não-treinada. Os estágios pré-racionais são confundidos com os transracionais simplesmente pelo fato de ambos não serem racionais; os está-

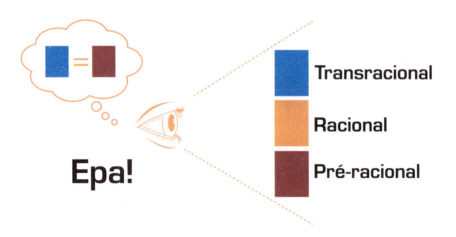

É Assim Que Você Se Define: Espiritual, Mas Não Religioso?

gios pré-egóicos são confundidos com os transegóicos simplesmente por ambos não serem egóicos; os transverbais são confundidos com os pré-verbais por ambos serem não-verbais e assim por diante.

Essa confusão ficou conhecida como *a falácia pré/trans* (ou *falácia pré/pós*). Uma vez que ela tenha ocorrido, as pessoas cometem um dos dois seguintes grandes equívocos: ou reduzem todas as realidades transracionais a uma conversa fiada infantil pré-racional (como em Freud) ou levam as imagens e mitos infantis pré-racionais à glorificação transracional (como em Jung). Tanto o reducionismo como a glorificação contaminou a discussão sobre o tema da espiritualidade desde o começo e, por isso, uma das primeiras contribuições de uma abordagem que seja genuinamente integral é apontar uma saída para fora desse pesadelo específico.

Um Deus Mítico Pré-racional e um Espírito Transracional Unitivo

No mínimo, cabe a nós reconhecer, com base em importantes pesquisas científicas e empíricas, que existem estágios de desenvolvimento que envolvem fantasias narcisistas infantis pré-racionais e pré-convencionais e estágios que envolvem uma percepção pós-convencional, transracional, consciente do ego, pós-autônoma e transpessoal. No primeiro (ou seja, no estágio de participação mágico-animista e mítica), a realidade é deveras representada por um senhor de barba e cabelos grisalhos no céu, ou por alguém que é capaz de andar sobre as águas e que foi parido por uma mulher biologicamente virgem, ou ainda por um

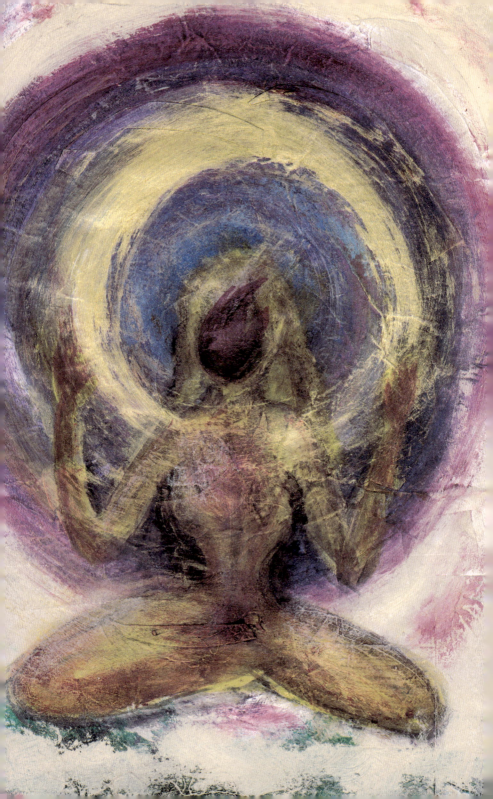

É Assim Que Você Se Define: Espiritual, Mas Não Religioso?

velho sábio que já nasceu com 900 anos de idade e assim por diante. Todos esses mitos pré-racionais são considerados literal e concretamente verdadeiros. Mas nos estágios pós-convencionais posteriores, a realidade última é representada por um fundamento não-dual do ser, um estado de presença intemporal ou um estado pós-racional (não pré-racional nem anti-racional) de consciência una. A diferença entre os dois é como a que existe entre a noite e o dia, separados pelo alvorecer da razão.

Juntando todas as pesquisas científicas sobre desenvolvimento humano, parece que, de fato, existem pelo menos três grandes arcos de crescimento psicológico: do pré-pessoal para o pessoal e daí para o transpessoal; do pré-racional para o racional e daí para o transracional; ou do subconsciente para o autoconsciente e daí para o superconsciente. Cada um dos estágios desses arcos continua a **transcender e incluir** seu(s) precedente(s). Ao se **expandir**, cada nível **abarca** seu precedente – um desenvolvimento que é envolvimento –, de maneira que o efeito cumulativo é, de fato, integral, exatamente como o processo dos átomos para as moléculas, as células e os organismos. Nada se perde, tudo é preservado, em sua extraordinária expansão e abrangência, desenvolvimento e envolvimento, transcendência e inclusão, negação e preservação, assim é a evolução da consciência.

A questão que está em discussão aqui não é saber se existe ou não um Espírito "verdadeiro" ou um Fundamento factual do Ser. Estamos falando sobre se existem esses três grandes arcos (ou, colocando de uma maneira um pouco diferente, três grandes camadas) de desenvolvimento humano, e a resposta é que qualquer estudo empírico que tenha examinado atentamente o percurso total do desenvolvimento humano concluiu que **sim**. Aqueles que negam os estágios de percepção superconsciente e transpessoal estão simples e absolutamente negando as evidências científicas. E, francamente, não somos mais obrigados a le-

A Visão Integral

var suas teorias em consideração do que somos obrigados a levar a sério os membros da Igreja que se recusaram a olhar pelo telescópio de Galileu porque já "sabiam" o que iam ver.

Portanto, se passarmos agora para a mais fascinante de todas as questões e, de fato, perguntarmos se existe ou não um Fundamento factual do Ser, um Espírito genuíno, uma verdadeira Divindade por trás de todos os fenômenos, a quem mais perguntar senão àqueles indivíduos que se encontram nos níveis mais elevados – os níveis transpessoais – de desenvolvimento? E se fizermos a eles essa pergunta, qual será a resposta?

Bem, vamos começar repetindo que cada um desses três grandes arcos tem sua própria idéia do que seja a realidade última. Vimos que no primeiro arco, que se eleva para a racionalidade, a realidade última é vista como de natureza **mágica** e **mítica**. Aqui, para ser honesto, talvez possam ser encontrados 80% dos princípios das religiões mais importantes do mundo, do xintoísmo ao cristianismo, islamismo, judaísmo, hinduísmo, budismo e taoísmo. Nele, também está incluída grande parte da visão mágica da Nova Era.

Em seguida, o desenvolvimento humano inicia um período que parece ser não-religioso e até mesmo anti-religioso, ou seja, de todos os estágios do segundo grande arco, o arco relativo ao Pessoal e Racional. A ciência racional assume aqui a dianteira, trazendo consigo um extraordinário benefício para a humanidade em termos de redução do sofrimento e aumento da longevidade. Com respeito a males como a fome, doenças e mortalidade infantil, a ciência racional aliviou mais o sofrimento humano do que todas as religiões míticas pré-racionais juntas. Que a ciência possa ter seu uso desvirtuado não é a questão; seus benefícios são surpreendentes e inegáveis.

Então, justamente quando parecia que todas as questões religiosas e espirituais fossem relíquias do nosso passado arcaico,

É Assim Que Você Se Define: Espiritual, Mas Não Religioso?

surge o terceiro grande arco. Erigido sobre as conquistas da percepção racional, o desenvolvimento começa a transcender e incluir a racionalidade em círculos ainda maiores de consideração pelos outros e consciência. Aqui, a realidade última é vista não em termos antropomórficos, que marcaram o primeiro arco, e tampouco em termos racionais, que marcaram o segundo arco, mas antes em termos de Ser, Vacuidade, Consciência e Qüididade ("Suchness") – termos como Fundamento de Todo o Ser; uma Consciência universal; uma Qüididade não-dual ou aceitação das coisas como elas são: uma vasta, aberta e vazia Transparência Luminosa; uma Percepção especular que é testemunha; uma Divindade anterior a qualquer Trindade; um Eu desprovido de ego, puro, infinito e transcendental; uma vasta, ilimitada, radiante, livre e inqualificável Consciência enquanto Tal; uma eterna Presença infinita e intemporal, ou Agora; uma Completude ou Qüididade ou Inteireza de todo e qualquer instante, além de absolutamente qualquer conceitualização, mas tão simples e óbvia como o indivíduo que está lendo esta página, ou a melodia do canto de um pássaro, ou o primeiro gole refrescante de um copo de chá gelado num dia quente de verão.

Essa não é a religião do seu pai, nem da sua mãe e, com certeza, menos ainda dos seus avós. E ainda assim a grande maioria das pessoas que chegam aos estágios do terceiro arco/camada relata que essa realidade é alguma versão do Fundamento eterno/infinito de Todo Ser. Mas essa realidade transpessoal está *no extremo oposto* do espectro do desenvolvimento humano das concepções mágicas e míticas do arco pré-pessoal e pré-racional. Elas são, realmente, tão diferentes como a noite é do dia, e temos, pelo menos, de deixar de confundi-las.

Mas a mídia, para citarmos apenas o exemplo mais óbvio, confunde completamente o pré e o trans. Toda espiritualidade não-dual e transpessoal é confundida e totalmente sem cerimô-

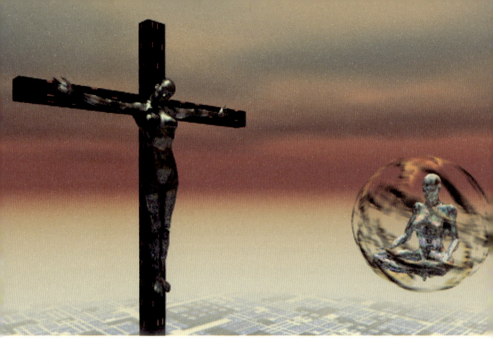

nia jogada na lata do lixo pré-pessoal. Os únicos tipos de espiritualidade que a mídia reconhece são todos pré-racionais.

(Para piorar ainda mais as coisas no final, a mídia parece reconhecer apenas dois tipos de religião: a dos fanáticos fundamentalistas e a dos fanáticos da Nova Era. Ambos, é óbvio, são *pré-racionais*, com os fundamentalistas acreditando em dogmas e mitos da altura da consciência âmbar e os da Nova Era acreditando nas mágicas do magenta. Toda e qualquer orientação transracional, como a psicologia transpessoal, é colocada no mesmo saco dos fanáticos da Nova Era. Mas ora, os fanáticos da Nova Era não são levados suficientemente a sério para serem considerados. As únicas duas pessoas que a mídia reconhece como sendo "espirituais" são George W. Bush e Osama bin Laden. E ela não consegue decidir qual das duas é a mais perigosa.)

O fato é que os conservadores tendem a se apoiar no primeiro arco e os liberais tendem a se apoiar no segundo arco, sem que nenhum deles tenha a mais remota idéia do terceiro arco. Assim, o terceiro arco é ou totalmente desprezado ou, como dissemos, submetido à falácia pré/trans e completamente confundido com o primeiro arco.

Na realidade, são como a noite e o dia. Portanto, vale a pena repetir que, no mínimo, esses dois tipos diametralmente diferentes de "espiritualidade não-racional" (pré e trans) têm de simplesmente ser reconhecidos pela mídia ou, pelo menos, por alguém que consiga ler sem mover os lábios.

Parece em grande medida que a expressão "espiritual, mas não religioso" é muitas vezes aplicada a esse terceiro arco. E mesmo que as pessoas que se descrevem dessa maneira não se encontram permanentemente nessas ondas transpessoais mais elevadas, muitas delas parecem intuir essas realidades mais elevadas. Elas não querem nenhuma mágica egocêntrica nem nenhuma religião mítica etnocêntrica, embebida em dogmas, credos e crenças conceituais. Elas buscam a experiência direta, além das palavras e dos conceitos, uma espiritualidade supramental, transracional e pós-convencional, com sua percepção imediata e consciência luminosa. Elas são realmente **espirituais, mas não religiosas**. E declaram ter a experiência direta de uma Completude não-dual, vazia, aberta, ampla, infinita, inqualificável ou seja qual for a qualidade que você preferir dar a essa experiência.

De volta à falácia pré/pós

Desculpe o termo que uso, mas a última sacanagem com respeito a "Deus" ou "Espírito" ou "Realidade Absoluta" é que a coisa toda faz parte de uma tremenda pré/pós-falácia. As versões

A Visão Integral

pré-racionais e transracionais da espiritualidade parecem semelhantes ou mesmo idênticas ao olho não-treinado, simplesmente porque ambas são "não-racionais" e, daí, que são tratadas basicamente como a mesma por qualquer pessoa aprisionada à pré/ trans-falácia, mesmo que, de fato, pertençam a pólos radicalmente diferentes. E quando a noite e o dia são confundidos, os estágios transracionais da Consciência Não-dual – que são considerados, sempre que aparecem, como manifestadores da Liberdade e da Plenitude últimas, uma Grande Libertação da alienação, da fragmentação e do sofrimento – são totalmente confundidos com os estágios pré-racionais de um Deus mítico – estágios esses que discutivelmente levaram os seres humanos a serem o fator mais causador de sofrimento do que qualquer outro fator na história. Os meios de nossa Libertação são confundidos com a causa da maior parte do nosso sofrimento. E assim, fugindo do que parece ser a causa do sofrimento, estamos na verdade fugindo da nossa salvação.

Isso é realmente terrível. E essa confusão está em tudo, não apenas na mídia, mas nas próprias religiões e na cultura em geral. Mas seu avanço pode ser interrompido por um Sistema Operacional Integral. Examinando-se simplesmente o aspecto "níveis" do modelo "todos os quadrantes, todos os níveis, todas as linhas, todos os estados e todos os tipos", essas diferenças extremamente importantes podem ser primeiro detectadas e, depois, utilizadas.

Ao mesmo tempo, sejamos honestos com respeito aos números envolvidos aqui. Estudos demonstram consistentemente que cerca de **70% da população do mundo encontra-se nos níveis etnocêntricos (ou mais baixos) de desenvolvimento.** Isso é, no plano mítico, âmbar, conformista ou abaixo dele.* Colocado de

---

* Figura 14, pp. 112-113, com respeito à altura âmbar.

É Assim Que Você Se Define: Espiritual, Mas Não Religioso?

outra maneira, cerca de 70% da população do mundo segue uma orientação espiritual fundamentalista (ou mais baixa). Cerca de 30% encontra-se no segundo arco (do laranja para o turquesa). E menos de 1% encontra-se estável nos estágios transpessoais. Mas esses estágios transpessoais existem e encontram-se disponíveis para quem quiser adotar uma prática de transformação, como a Prática de Vida Integral (PVI). (Para maiores detalhes sobre a PVI, ver Capítulo 6.)

Esse é, portanto, o primeiro significado de "espiritualidade": os níveis mais elevados (ou da terceira camada) em qualquer uma das linhas. Vamos agora examinar as próprias linhas.

Inteligência Espiritual: vamos conferi-la com as linhas

Menos de 1% encontra-se estável no terceiro arco ou camada?* Mas, bem, qualquer que seja a maneira de dividir, não são muitas as pessoas, no momento atual da história, que cresceram e evoluíram para os estágios ou ondas de consciência transpessoais.

Isso quer dizer que menos de 1% da humanidade é genuinamente espiritual? Ou, para dizer a mesma coisa de outro ângulo,

---

* O terceiro arco e a terceira camada referem-se essencialmente aos mesmos estágios. A segunda camada e o terceiro arco são um pouco diferentes, no sentido de que a "segunda camada" refere-se a níveis que são os primeiros a serem integrativos (a saber, azul-esverdeado e turquesa), enquanto o "segundo arco" é mais vasto e refere-se a níveis que são pessoais (*grosso modo*, do laranja para o turquesa). Esses são apenas modos diferentes de agrupar os mesmos níveis de desenvolvimento.

A Visão Integral

isso significa que você tem de estar no estágio índigo ou superior para ter algum nível de percepção espiritual genuína? Com certeza, isso não é verdade. Parece haver algo de errado aqui.

E, de fato, há. O erro está em não termos concluído nossa varredura da espiritualidade a partir de todos os quadrantes, níveis, linhas, estados e tipos. Vamos, portanto, agora examinar o aspecto "linhas" da espiritualidade. Existe uma **linha espiritual** de desenvolvimento? Existe uma **inteligência espiritual**?

A resposta é sim, quase com certeza. Numa série de estudos revolucionários, James Fowler mapeou alguns dos estágios básicos da corrente ou linha espiritual. Vamos, portanto, fazer uma pausa para examinar mais atentamente essa linha. E enquanto fazemos isso, talvez você fique se perguntando: em que estágio ou onda eu me encontro nessa importante corrente?

Abaixo, como também na Figura 16, apresentamos os estágios de inteligência espiritual de acordo com Fowler. Pode-se logo de cara observar que esses estágios são – o que não é nenhuma surpresa – uma variação geral dos níveis arcaico, mágico, mítico, racional, pluralista, integral (e superintegral). Esses são simplesmente alguns dos nomes mais comuns do arco-íris ou da altura da consciência e, naturalmente, demonstram ter uma grande semelhança com os nomes específicos dos estágios de Fowler.

De acordo com Fowler, os estágios são os seguintes:

0. pré-verbal, pré-diferenciado
1. mágico-projetivo, dominado pela primeira pessoa
2. mítico-literal, lendas e mitos concretos
3. convencional, conformista, dominado pela segunda pessoa
4. individual reflexivo, começo da terceira pessoa

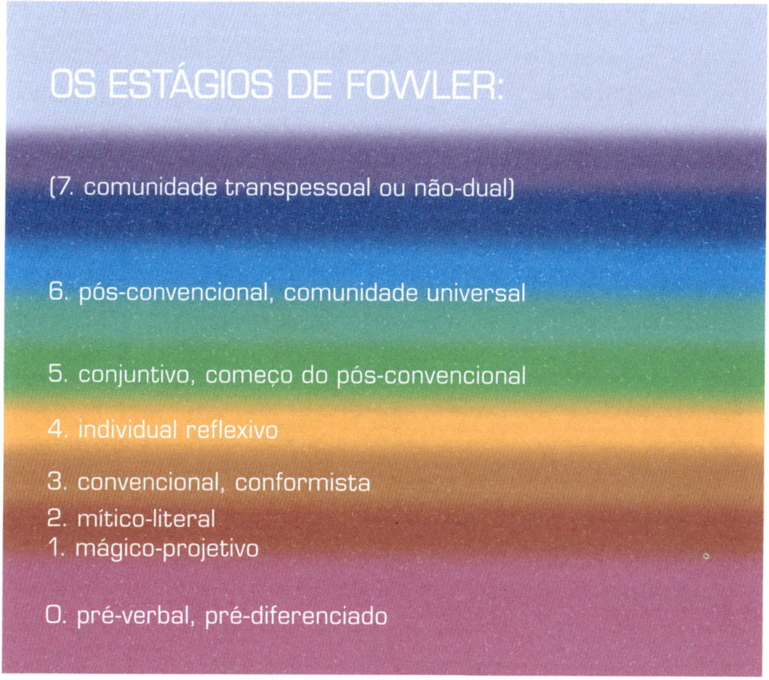

É Assim Que Você Se Define: Espiritual, Mas Não Religioso?

OS ESTÁGIOS DE FOWLER:

(7. comunidade transpessoal ou não-dual)

6. pós-convencional, comunidade universal

5. conjuntivo, começo do pós-convencional

4. individual reflexivo

3. convencional, conformista

2. mítico-literal

1. mágico-projetivo

0. pré-verbal, pré-diferenciado

Figura 16. *Os estágios da inteligência espiritual de acordo com Fowler.*

5. conjuntivo, pluralista, dialético, multiculturalmente sensível
6. pós-convencional, comunidade universal
(7. comunidade transpessoal ou não-dual)

Acredito que os significados da maioria deles sejam óbvios e definiremos os termos novos à medida que isso se fizer necessário. A questão é simplesmente que, a partir das evidências disponíveis, parece que NÃO se precisa estar nos níveis mais elevados de qualquer uma das linhas para se ter algum tipo de espiritualidade. Não apenas existem estados alterados ou experiências de pico de autêntica espiritualidade (que abordaremos logo adian-

A Visão Integral

te), mas a própria espiritualidade cresce e se desenvolve através de *todos* os níveis de consciência, não apenas nos mais elevados. Em outras palavras, além de existir um *nível supremo de espiritualidade* (e, veja abaixo, uma *espiritualidade de estados alterados*), existe também uma *espiritualidade em termos de linha de desenvolvimento*, uma **inteligência espiritual**.

Essa linha, como a maioria das inteligências múltiplas, parece começar em algum momento dos primeiros anos de vida. Mesmo como adulto, você pode continuar apenas no primeiro estágio de sua inteligência espiritual, mas NUNCA deixar de ter alguma forma de inteligência espiritual ou de percepção espiritual.

Então, a que aspecto ou dimensão da espiritualidade a inteligência espiritual se refere? Como é definido esse aspecto da espiritualidade?

Diferentes pesquisadores definiram a inteligência espiritual de diferentes maneiras, com base no tipo de pesquisa que realizaram e nos resultados que obtiveram. Mas talvez o mais simples e fácil seja o seguinte: Paul Tillich disse que "espiritual" refere-se ao que indica o **principal interesse** de uma pessoa. No primeiro ano de vida, seu principal interesse pode ser obter alimento, mas nunca deixa de ter algum grau de percepção e de investimento na busca de sentido. O organismo humano parece ter evoluído, como uma de suas múltiplas inteligências herdadas, a capacidade ou astúcia para lidar com o interesse último.

No que diz respeito a esse aspecto ou dimensão da espiritualidade, todo mundo tem religião. Se você se encontra no nível laranja da linha espiritual – o reflexivo-individual –, você pode ter uma versão extremamente racional e formal do interesse último, como quando dizemos, "A lógica é a religião de Spock". Mas não é algo que você simplesmente deixa de ter. Você pode ter:

É Assim Que Você Se Define: Espiritual, Mas Não Religioso?

- uma espiritualidade arcaica (alimento/fetiche sexual),
- uma espiritualidade mágica (vodu, Santeria),
- uma espiritualidade mítica (fundamentalismo, Deus/Deusa de participação mítica),
- uma espiritualidade racional (materialismo científico, logocentrismo),
- uma espiritualidade pluralista (o pluralismo pós-modernista como a resposta para tudo),
- uma espiritualidade sistêmica (ecologia profunda, filosofia Gaia),
- uma espiritualidade integral e superintegral (Abordagem "todos os quadrantes, todos os níveis, todas as linhas, todos os estados e todos os tipos"),

e assim por diante. Lembre-se de que, em qualquer uma das inteligências múltiplas, os conteúdos de todos os níveis da linha costumam variar radicalmente de pessoa para pessoa e de cultura para cultura.

O componente "nível" não determina o conteúdo específico do principal interesse de uma pessoa, mas simplesmente o grau de desenvolvimento, complexidade e consciência de seu principal interesse, qualquer que ele seja, nesse nível.

Portanto: **qual é o nível do Deus em que você acredita**? O alimento de seu principal interesse, o conteúdo de sua principal realidade é alimento físico, emocional, mental ou transpessoal? Qual é a altura da sua realidade? Qual é a altura do seu Deus?

Em resumo, *O que você venera*? Porque definitivamente é algo...

A VISÃO INTEGRAL

Estados e estágios

Talvez a esta altura nós já possamos começar a entender o nível de utilidade do modelo "todos os quadrantes, todos os níveis, todas as linhas, todos os estados e todos os tipos" (ou Sistema Operacional Integral) para a compreensão da espiritualidade. Observe que mesmo os dois aspectos da espiritualidade que discutimos até aqui – espiritualidade de nível mais elevado e espiritualidade como linha de desenvolvimento – parecem quase contraditórios em certos aspectos. Por exemplo, para a espiritualidade de nível mais elevado, as crianças não têm nenhuma espiritualidade autêntica, enquanto para a espiritualidade da linha desenvolvimentista, elas têm. (Você não acreditaria quantas disputas acadêmicas acaloradas foram geradas por esse debate totalmente infrutífero.)

Para colocar esse debate de outra maneira: vimos que praticamente 100% das pessoas têm uma inteligência espiritual e, no entanto, menos de 1% encontra-se nos níveis mais elevados dessa ou de qualquer outra linha. Se com "espiritual" nos referimos "aos níveis mais elevados de qualquer linha", então apenas os níveis máximos da linha espiritual são espirituais.

Entendeu? A mesma palavra "espiritual" é usada de duas maneiras completamente diferentes. Sem a sua devida explicitação pelo uso de uma abordagem que abarca todos os quadrantes, todos os níveis, todas as linhas, todos os estados e todos os tipos (ou outro similar), acabaríamos nos contradizendo inteiramente e nos perdendo ou, no mínimo, confundindo tudo.

E a confusão estaria apenas começando. Existem outros aspectos da espiritualidade, ou outras maneiras de as pessoas usarem comumente o termo "espiritualidade", que não são as dos níveis e das linhas. Em primeiro lugar, existem estados de cons-

136

É Assim Que Você Se Define: Espiritual, Mas Não Religioso?

ciência que parecem ser espirituais, como algumas **experiências de pico**, **estados alterados**, **experiências religiosas** e **estados meditativos**. E, realmente, essa parece ser uma das maneiras mais comuns de as pessoas considerarem a espiritualidade. É com certeza algo que não gostaríamos de deixar fora de qualquer inventário dos fenômenos religiosos ou espirituais.

Vimos que praticamente 100% das pessoas têm inteligência espiritual e menos de 1% encontra-se nos níveis mais elevados dessa linha. Mas e com respeito aos estados? Com que freqüência eles ocorrem? Bem, quando foi a última vez que você teve uma experiência de estado alterado?

Então, desculpe, mas vamos colocar a questão da seguinte maneira: as pesquisas demonstram de modo consistente que uma pessoa pode estar em praticamente qualquer nível ou estágio de desenvolvimento para ter experiências religiosas profundas e autênticas, experiências de pico ou estados alterados. A maneira que colocamos isso no Capítulo 2 foi: "A razão para que essas experiências de pico sejam possíveis é que muitos dos mais importantes estados de consciência (tais como de vigília-grosseiro, sonho-sutil e sem forma-causal) são possibilidades sempre presentes". Como aqueles estados naturais, certos estados religiosos ou espirituais parecem estar sempre presentes ou, pelo menos, sempre possíveis de serem acessados.

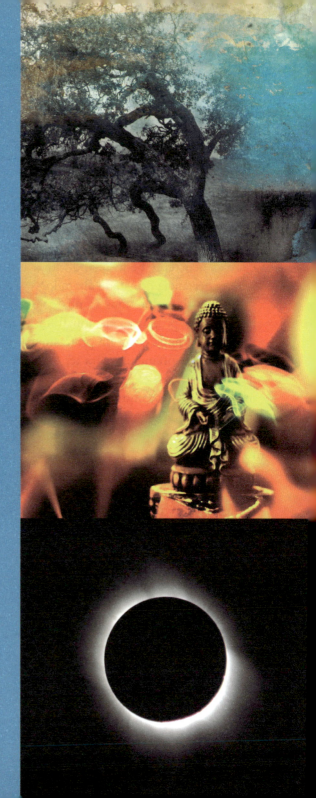

MISTICISMO DA
NATUREZA

MISTICISMO DA
DIVINDADE

MISTICISMO
SEM FORMA

É Assim Que Você Se Define: Espiritual, Mas Não Religioso?

Quais são alguns dos típicos estados espirituais ou experiências de pico que ocorrem em estado de vigília? Um bastante típico é o que ocorre quando, caminhando na natureza, você tem uma experiência de pico de comunhão com toda a natureza. Vamos chamá-la de **misticismo da natureza**. Qual é um típico estado espiritual ou experiência espiritual que você tem durante o estado do sonho? Você pode estar sonhando com uma imensa chama luminosa de amor radiante e pode até sentir que está se fundindo com esse amor infinito. Vamos chamá-la de **misticismo da divindade**. Com referência ao estado de sono profundo sem sonhos e sem forma, é possível se ter uma experiência espiritual focada nisso? Parece que sim, uma vez que algumas experiências espirituais ou religiosas são descritas como vazias, sem formas, não-manifestas – o Vazio, o Abissal, Urgrund e Ayin, entre outras. Vamos chamá-la de **misticismo sem forma**. (Também a chamamos de *misticismo causal*, como referência ao próprio estado causal sem forma). Finalmente, existem experiências bastante comuns de *estados de fruição*, nos quais a pessoa se sente em comunhão com tudo o que está surgindo em qualquer estado. Vamos chamá-la de **misticismo não-dual**.

Portanto, o importante é que você pode ter a experiência de qualquer um desses estados espirituais em praticamente qualquer estágio de desenvolvimento, simplesmente porque, em qualquer um deles, acontece de você vivenciar estados de vigília, de sonho e de sono. Você pode estar, digamos, na altura laranja de qualquer uma das linhas de desenvolvimento e ter uma experiência de pico grosseira, sutil, causal ou não-dual.

Uma das descobertas que os pesquisadores fizeram nas últimas três décadas com respeito à relação entre estados e estágios é de extraordinária importância: você interpreta qualquer *estado* espiritual (meditativo, alterado) de consciência de acordo com seu *estágio* de consciência. Ou seja, de acordo com a *altura* do

A Visão Integral

seu desenvolvimento. (Na verdade, é óbvio que cada pessoa interpreta sua experiência de acordo com a totalidade de seu modelo "todos os quadrantes, todos os níveis, todas as linhas, todos os estados e todos os tipos", mas os níveis/estágios constituem um componente particularmente importante da interpretação geral e é o que estamos enfatizando aqui.)

Para dar um exemplo disso, vamos usar um simples esquema de sete níveis dos *estágios da consciência* (arcaico, mágico, mítico, racional, pluralista, integral e superintegral) e quatro tipos dos *estados de consciência* (grosseiro, sutil, causal, não-dual), com o qual obteremos 4 x 7 ou 28 tipos de experiência espiritual ou religiosa. E encontramos evidências de cada um deles...

Essa grade ou treliça que combina estados e estágios recebeu o nome de **Treliça Wilber-Combs**, em homenagem a seus dois criadores (e depois de eu ter passado meses explicando para Allan Combs o quanto o nome "Treliça Combs-Wilber" me parecia esquisito). A Figura 17 é um exemplo da Treliça Wilber-Combs.

Permitam-me antes dar um exemplo rápido de como essa Treliça funciona. Digamos que uma pessoa tenha uma experiência de pico em que vê uma chama de luz branca irradiante, que, por vezes, lhe parece ter a forma de uma pessoa ou de um ser de luz, para, em seguida, sentir que está se fundindo com essa luz, tomada por um sentimento de amor infinito e felicidade infinita. Digamos que essa pessoa seja protestante, cujo quadrante Superior Esquerdo a predispõe a revestir e interpretar essa experiência em termos cristãos. O que essa pessoa verá?

140

É Assim Que Você Se Define: Espiritual, Mas Não Religioso?

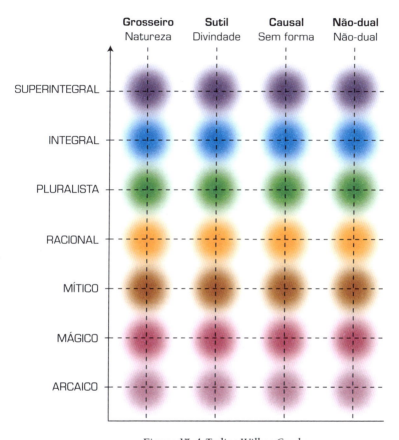

Figura 17. *A Treliça Wilber-Combs.*

A Visão Integral

Se ela se encontra na altura do **vermelho**, pode ver essa imagem como a de um Jesus mágico que é capaz de andar sobre as águas, ressuscitar os mortos, transformar água em vinho, multiplicar pães e peixes e assim por diante. Na altura do **âmbar**, ela pode ver Jesus como o eterno legislador, o provedor da salvação absoluta, se acredita nos mitos e dogmas e segue os cânones, mandamentos e promessas dados ao povo escolhido e segue a única e verdadeira escritura (a Bíblia). Na altura do **laranja**, essa pessoa pode ver Jesus como um humanista universal, embora também divino, pregando o amor e a moralidade mundicêntricos e que pode trazer a salvação não apenas no céu, mas também, em algum grau já aqui nesta terra e nesta vida. Na altura do **verde**, essa pessoa pode ver Jesus como um dos muitos igualmente válidos mestres espirituais e que, portanto, segui-lo pode dar a ela completa salvação e é por isso que ela o segue apaixonadamente. Mas que, para outras pessoas e culturas, pode haver outros caminhos espirituais que sejam mais apropriados, uma vez que sabe que todos os verdadeiros caminhos espirituais, se seguidos com a devida profundidade, podem oferecer a mesma salvação ou libertação. Se essa pessoa se encontra na altura do **turquesa**, ela pode ver Jesus como uma manifestação da mesma consciência crística à qual todos nós, inclusive eu e você, podemos ter pleno acesso. E assim, Jesus é emblemático de uma consciência transformadora, para a qual cada pessoa é parte de um vasto sistema de processos dinâmicos e fluidos que se interpenetram mutuamente, incluindo todos nós em sua radiante abrangência. Na altura do **violeta** e do **ultravioleta**, a consciência crística pode ser vista como emblemática do Eu desprovido de ego, transcendental e infinita, a divina consciência que havia em Jesus e que há em você e em mim. Uma consciência de Luz, Amor e Vida que abrange absolutamente tudo e que é resgatada da corrente do tempo com a morte do ego desprovido de amor e fecha-

É Assim Que Você Se Define: Espiritual, Mas Não Religioso?

do em si mesmo; e, com isso, revelando um destino além da morte, além do sofrimento, além do espaço e do tempo, além das lágrimas e do terror e que pode, portanto, ser encontrado bem aqui e agora, no instante intemporal em que toda realidade passa a existir.

Em outras palavras, a experiência do estado alterado será interpretada, em parte, de acordo com o estágio em que a pessoa se encontra. Existe um Cristo mágico, um Cristo mítico, um Cristo racional, um Cristo pluralista, um Cristo integral, superintegral e assim por diante. Isso, é claro, vale para qualquer experiência, mas é especialmente importante com respeito às experiências espirituais e religiosas. Uma pessoa pode estar num estágio relativamente baixo de desenvolvimento, como na altura do vermelho ou do âmbar e, assim mesmo, ter uma experiência de estado sutil ou causal totalmente autêntica.

O renascido fundamentalista e evangélico é um exemplo muito comum. Essa pessoa *sabe* que teve uma experiência pessoal de Cristo (ou Alá, Maria ou Brahma) e nada que você possa dizer jamais a convencerá do contrário. E essa é uma meia-verdade: ela teve uma experiência autêntica, viva, real e imediata de uma realidade de estado sutil. Mas interpreta esse estado através de estágios que são egocêntricos ou etnocêntricos: Jesus, e apenas Jesus, é o verdadeiro caminho. E pior, a sua experiência autêntica de estado de amor só servirá para *fortalecer* seu etnocentrismo. Só aqueles que aceitam Jesus como seu salvador pessoal podem encontrar a salvação; todos os outros estão destinados à danação eterna e ao fogo do inferno por um Deus que é todo-amor e todo-perdão. Será que essa enorme contradição faz algum sentido? Bem, fará se você usar a Treliça Wilber-Combs.

A existência de estados de consciência nos permite ver por que as pessoas podem ter experiências que são realmente, em certos sentidos, espirituais e autênticas, mesmo estando em ní-

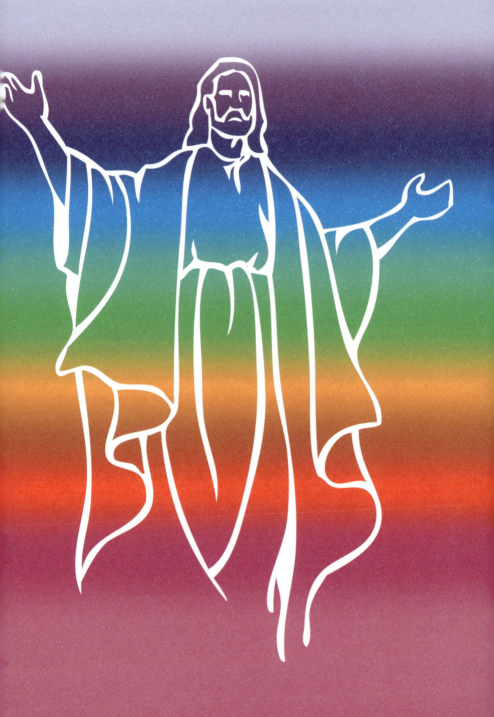

É Assim Que Você Se Define: Espiritual, Mas Não Religioso?

veis relativamente baixos de desenvolvimento. É também por isso que elas podem ser tão comuns. Enquanto a percentagem da população que se encontra nos níveis máximos (terceira camada) de desenvolvimento em qualquer uma das linhas parece ser menos que 1%, a percentagem de pessoas que relatam ter tido algum tipo de experiência espiritual ou religiosa é bem acima de 75%, de acordo com muitas pesquisas. Pelo uso do Sistema Operacional Integral, todos esses dados conflitantes começam a fazer sentido: 1% teve experiências espirituais de *estágio elevado*; 75% tiveram experiências espirituais de *estado alterado*.

Obviamente que a situação ideal para uma pessoa é estar nos estágios mais elevados de desenvolvimento, bem como ter uma vasta série de experiências de estados significativos, como os estados meditativo e contemplativo. Nas circunstâncias atuais, alguns praticantes espirituais consideram apenas os estados meditativos, desconhecendo ou rejeitando os estágios de desenvolvimento, o que é lamentável. A combinação de ambos é um dos principais objetivos da Prática de Vida Integral, à qual retornaremos no próximo capítulo.

Quadrantes: Onde localizar a realidade última?

Vimos que o que as pessoas chamam de "espiritual" pode ser algo que ocorre nos níveis ou estágios mais elevados de qualquer linha, ou pode ser uma própria linha de desenvolvimento, ou ainda diversos estados alterados de consciência: níveis, linhas e estados. E como ficam os tipos e quadrantes?

A Visão Integral

Podemos responder a isso muito prontamente, uma vez que a idéia básica já está clara (pelo menos é o que eu suponho). "Tipos" é um aspecto importante da definição de espiritualidade, no sentido que as pessoas associam "espiritual" a algum tipo de qualidade, como amor, bondade, equanimidade, sabedoria, etc.

Embora isso seja verdadeiro, se analisarmos cada uma dessas qualidades, fica óbvio que elas apresentam desenvolvimento. Observamos isso em Carol Gilligan e a qualidade da consideração ou compaixão pelos outros, que se desenvolve do egoísmo para o interesse pelo próximo, para o interesse universal e integrado. Portanto, apesar de decididamente incluirmos os tipos, normalmente o seu uso nos remete muito rapidamente a uma das definições prévias de níveis e/ou linhas. Por exemplo, podemos dizer que espiritualidade envolve amor e que ser espiritual é ser amoroso. Mas o próprio amor se desenvolve do amor egocêntrico para o etnocêntrico, para o mundicêntrico e para o cosmocêntrico e apenas os mais elevados desses níveis são verdadeiramente espirituais. O amor narcisista ou egocêntrico não é normalmente considerado muito espiritual. Assim, aqueles que dizem "O amor é tudo de que precisamos" não sabem muito bem o que estão dizendo.

Os quadrantes entram em questão quando vários teóricos estão tentando explicar o que pensam ser a constituição "realmente verdadeira" do mundo (Figura 18). Onde fica a realidade última em sua concepção? Não apenas em que nível está seu Deus, mas também em que quadrante?

É a matéria a realidade fundamental? Ou são o espírito e a consciência os principais ingredientes? Ou, quem sabe, você ache que todas aquelas "superestruturas" da religião possam ser reduzidas à "base" das realidades econômicas? Ou talvez que todo nosso conhecimento não passe de uma construção social?

É Assim Que Você Se Define: Espiritual, Mas Não Religioso?

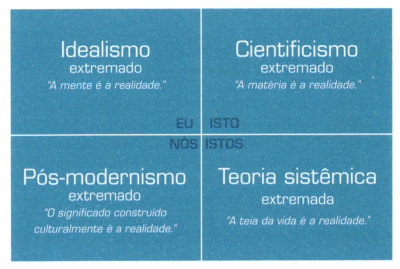

Figura 18. *Visão absolutista dos quadrantes.*

Se você considera a matéria como sendo a realidade última (ou melhor, que o quadrante Superior Direito é o único verdadeiro quadrante), qualquer experiência ou crença espiritual não passará de uma ilusão, epifenômeno de estados mentais e suas faíscas fisiológicas. Deus é apenas um amigo imaginário dos adultos. Todas essas crenças espirituais "não passam" de faíscas físicas no cérebro material.

Se você considera o espírito e a consciência (quadrante Superior Esquerdo) como sendo as realidades últimas, então acredita exatamente no contrário: todo o mundo de formas materiais é o reino caído das ilusões e aqueles que acreditam nele estão perdidos na ignorância, no pecado ou enredados na rede de maya ou samsara.

Se você acha que a visão sistêmica da realidade (o quadrante Inferior Direito) constitui a visão última, então todas as crenças religiosas e espirituais não são nada mais que estruturas-funções manifestas que são determinadas pelas realidades "reais"

A Visão Integral

do sistema social, a base tecnoeconômica e as teias entrelaçadas de processos dinâmicos: todos *istos* da terceira pessoa e nada mais do que *istos* da terceira pessoa.

E se você considera o quadrante Inferior Esquerdo como sendo o único verdadeiro, todos os aspectos do conhecimento – inclusive todas as nossas idéias sobre os próprios sistemas, para não mencionar Deus e Espírito – não passam de *construções sociais*. Não o "eu" nem o "isto" nem os "istos" são afinal reais, mas apenas o todo-poderoso "nós" é que cria literalmente toda realidade.

Esse tipo de visão **absolutista dos quadrantes** não agride você? Devo confessar que a mim agride. Para a abordagem "todos os quadrantes, todos os níveis, todas as linhas, todos os estados e todos os tipos", todos os quadrantes são igualmente essenciais; nenhum é mais real ou fundamental do que os outros; todos eles surgem como quadrantes e se desenvolvem juntos como quadrantes. A realidade última, se é que pode ser encontrada em algum lugar, é encontrada no seu surgimento simultâneo e na sua manifestação radiante, criando e sustentando mutuamente uns aos outros.

O Espírito é ou não é real?

Com todos esses estudos sobre estados e estágios elevados de consciência, podemos concluir que temos alguma espécie de certeza quanto a se existe realmente ou não um Espírito verdadeiro, uma verdadeira Divindade ou um verdadeiro Fundamento de Todo o Ser?

É Assim Que Você Se Define: Espiritual, Mas Não Religioso?

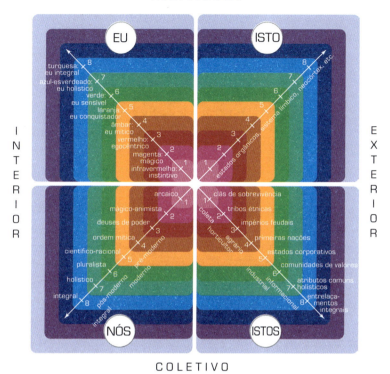

Figura 19. Modelo *"Todos os quadrantes, todos os níveis, todas as linhas, todos os estágios e todos os tipos"*.

A Visão Integral

Repito que, se quisermos tentar responder a essa questão última, teremos com certeza que verificar as respostas dadas por aqueles que se encontram nos estágios mais elevados de desenvolvimento, você não concorda? Não que tenhamos de acreditar em tudo que eles disserem, mas simplesmente averiguar se eles dão algum tipo de resposta consistente a essa questão.

E como seria de se esperar, eles dão. E a resposta deles está de acordo com a que já foi sugerida; ou seja, o Fundamento último do Ser não é descrito em termos mágicos ou míticos, nem é visto como algo que está fora ou que simplesmente transcende este mundo, mas antes como a tal Qüididade, *Tathata* ou "assim é" deste mundo, ou mesmo o Vazio de tudo o que está surgindo (designando com "Vazio" a vastidão ou transparência inqualificável de todo instante). Às vezes, essa resposta é descrita em termos que implicam uma inteligência última ou Presença ou Consciência infinita. Não estamos falando de uma inteligência mítica dualista, que designa deliberadamente as coisas da mesma maneira que um relojoeiro faz seus relógios. É uma inteligência que conhece uma coisa, *sendo* essa coisa ao mesmo tempo em que é também seu criador. É o Ser (essência) de tudo que existe, de maneira que conhecer e ser, ou ser sujeito e objeto, são um só numa presença não-dual. Se descrito como sujeito, ele é um sujeito tão desprovido de objetos que absolutamente nenhuma descrição pode apreendê-lo – um Testemunho vasto e aberto, uma Subjetividade Absoluta, uma Mente-Espelho, que é uma com seus reflexos e reflete todos imparcialmente, igualmente, sem esforço, espontaneamente, uma Grande Mente que abraça infinitamente tudo, apesar de estar inteiramente aqui e agora. Se descrito em termos de Ser, não é uma substância ontológica, mas a tal Qüididade ou Inteireza das coisas, anterior a todo e qualquer conceito, sentimento, pensamento e imagem, mas facilmente acessível bem aqui e agora como o simples sentimento de Ser. Se

É Assim Que Você Se Define: Espiritual, Mas Não Religioso?

descrito em termos pessoais, é uma Divindade além de todo Deus e toda Deusa, uma Inteligência Abissal, da qual todas as coisas emanam neste momento. É "eterno", não como algo que dura para sempre, mas como algo que está sempre presente, uma vez que o eterno Agora escapa ao tempo. (Não foi Wittgenstein – o grande filósofo moderno conhecido por sua insistência nos fatos e na lógica – quem disse: "Se tomamos eternidade não no sentido de duração infinita no tempo, mas como algo intemporal, a vida eterna pertence àqueles que vivem no presente?") Em outras palavras, não é algo que permanece para sempre no tempo, mas um instante absolutamente sem tempo. Um momento infinito, conforme se revela, um Agora infinito e um puro Presente que contém todo o tempo na palma da sua mão, se você sabe onde encontrá-lo.

Existem tantas "descrições" desse Espírito quantas existem da expansão das ondas de consciência ultravioleta. Mas todas elas estão de acordo quanto ao Espírito – ou qualquer que seja o nome e além da multiplicidade cultural – ser o Fundamento e o Destino de toda existência, uma Realidade infinita que existe atrás, acima, dentro e *como* todo o próprio universo manifesto.[*]

Existe alguma prova desse Deus? Sim, com certeza, e é a seguinte: leve o seu desenvolvimento até as ondas ultravioleta de

---

[*] Vamos esclarecer uma questão para os estudantes avançados. Qual é a diferença entre, digamos, a estrutura da mente transcendental (*overmind*) e o estado causal, uma vez que parecem similares? Ambos têm acesso ao Testemunho, mas a mente transcendental é um estágio do desenvolvimento estrutural – e todo desenvolvimento é envolvimento, ou uma série de todos/partes ou hólons que transcendem e incluem todo desenvolvimento anterior e, portanto, os estágios são inclusivos; enquanto os estados não são inclusivos, mas excludentes (por exemplo, você não pode estar embriagado e sóbrio ao mesmo tempo, nem acordado e sonhando ao mesmo tempo, nem no sono sem sonhos e sonhando ao mesmo tempo, etc.). Assim, a estrutura-estágio da mente transcendental é pura presença testemunhal, que é também conhecimento e percepção unitivos

A VISÃO INTEGRAL

sua própria percepção e então *observe*. E experimente, toque, sinta, cheire e conte-nos o que viu.

Mas uma coisa é certa: não é um Deus mítico, não é materialismo científico e nem pluralismo. Todos esses três falharam em dar respostas satisfatórias ao mistério da existência e esta é exatamente a razão. Eles não estavam ainda suficientemente inteiros para ver a Visão Total de seu próprio Ser, seu próprio Vir-a-ser e seu próprio Despertar.

Conclusão

São realmente muitas as facetas do Espírito...

Com a ajuda da abordagem "Todos os quadrantes, todos os níveis, todas as linhas, todos os estados e todos os tipos", entendemos que o termo "espiritualidade" pode ser usado, e tem sido usado, com referência a quadrantes, níveis/estágios, linhas, estados e tipos. Cada um desses usos é válido, mas temos de explicitar a que aspecto da espiritualidade estamos nos referindo por-

---

que inclui todos os objetos anteriores que continuaram surgindo (não os excluindo); a mente transcendental é, portanto, uma capacidade de levar em conta todas as estruturas anteriores, um sétimo chakra que opera sobre os seis chakras anteriores (que estão agora todos inteiramente presentes e conscientes como "operandos"). O estado causal é uma consciência sem objetos, a mesma presença testemunhal, porém sem nada como seu "objeto", uma vastidão aberta que é seu próprio "operando" abençoado. A primeira é uma estrutura inclusiva; o segundo, um estado excludente. Até mesmo os budas continuam a despertar, sonhar e dormir, o que mostra que até mesmo nos budas, os estados continuam a ser implicitamente excludentes, mesmo que o Testemunho já esteja livre de todos eles, enquanto na mente transcendental, todas as suas capacidades podem ser e são integradas.

É Assim Que Você Se Define: Espiritual, Mas Não Religioso?

que, do contrário, nossas conclusões se opõem diametralmente umas às outras e acabam em profunda contradição. Não é de surpreender que o campo da espiritualidade continue sendo talvez o tópico mais confuso que qualquer ser humano possa discutir.

Mas é só começar a usar um Sistema Operacional Integral para, de repente, tudo começar a fazer sentido, pelo menos o suficiente para saltar fora do pesadelo do fundamentalismo (âmbar), do vazio deprimente da modernidade científica (laranja) ou da terra devastada do relativismo (verde). Movendo-se na direção das ondas supramentais, transpessoais e superconscientes da evolução, o próprio Espírito parece sorrir, anunciar sua presença e despertar para a milionésima brincadeira de "esconde-esconde" com seu próprio ser e vir-a-ser.

Há um Espírito para cada uma das ondas de percepção, uma vez que o Espírito *é* aquela mesma Percepção que aparece nos diferentes níveis de seu próprio desenvolvimento, a mesma Percepção que jaz adormecida nos minerais, se agita nas plantas, se move nos animais, revive nos seres humanos e retorna para si mesma no sábio desperto. E o mais extraordinário é que todos nós – inclusive você e eu – somos convidados a também nos tornarmos sábios despertos.

Vamos ver?

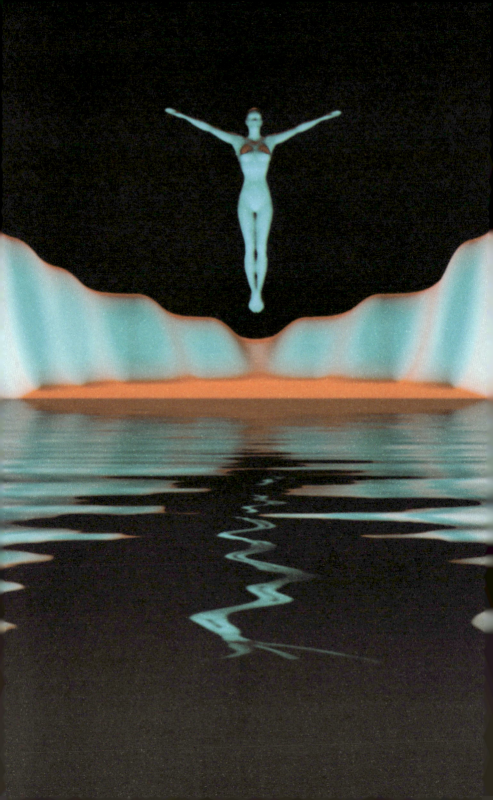

capítulo

6

PRÁTICA DE VIDA INTEGRAL: TENHA UMA VIDA DE FATO!

O propósito

de uma **Prática DE VIDA Integral**

O E S P E

total de
seus potenciais

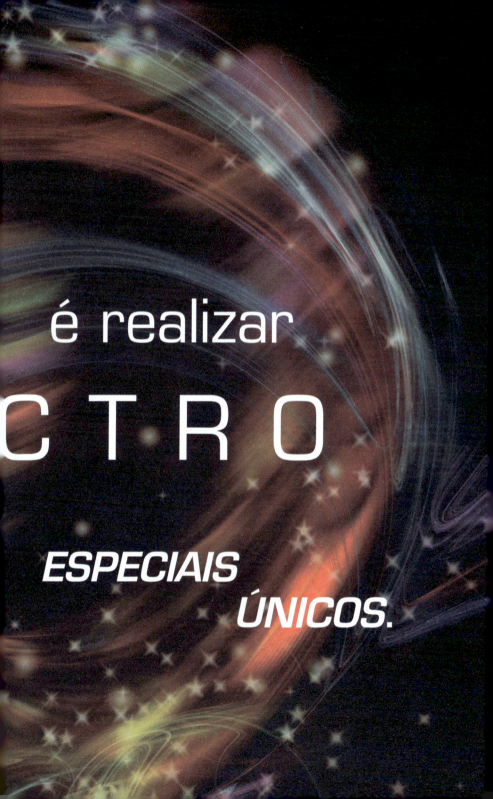

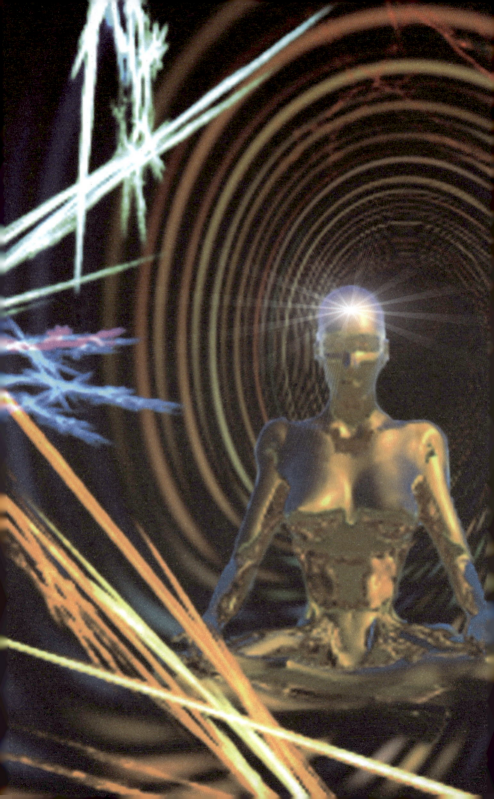

Pela
PRÁTICA DIÁRIA
de uma ampla variedade de **ÁREAS**
ou **MÓDULOS**
de exercícios, você poderá ter a experiência de

maior

LIBERDADE

e plenitude

em sua vida.

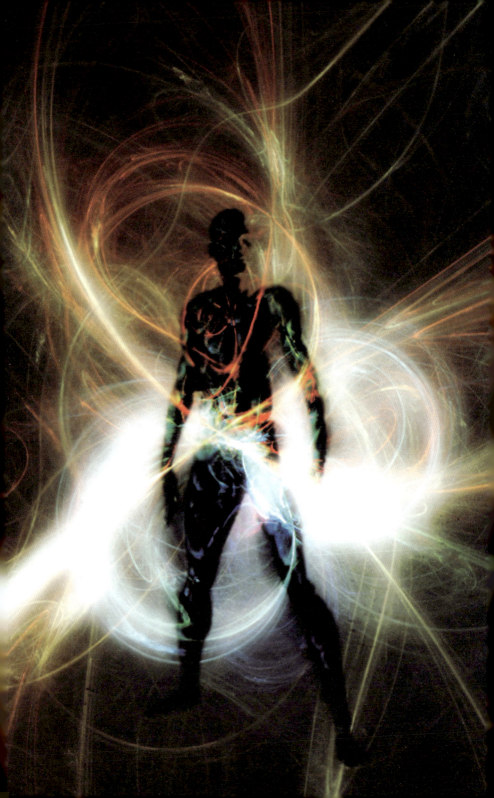

O Sábio desperto não é meramente um eremita excêntrico que leva uma vida solitária numa caverna da Índia ou empoleirado no pico de uma montanha do Tibete. O Sábio desperto – ou simplesmente Ser Humano desperto – é na verdade a natureza de sua própria consciência, mesmo aqui e agora, nas formas mais profundas e ondas mais altas. Realizar essa natureza é o propósito da Prática de Vida Integral.

A Visão Integral

A maior parte das "aplicações do Sistema Operacional Integral" que abordamos tem a ver com as aplicações práticas da Abordagem Integral a algumas áreas, como medicina, negócios e ecologia e, também, para ajudar a entender a espiritualidade. E quais são os aspectos *experienciais* e *práticos* de minha própria percepção, crescimento, transformação e despertar?

A dimensão prática e experiencial, na primeira pessoa, da Abordagem Integral é chamada de **Prática de Vida Integral**, ou **PVI**.

A natureza básica dessa prática é simples. Tomando corpo, mente e espírito (como níveis) e eu, cultura e natureza (como quadrantes) e juntando todos, você obtém nove áreas possíveis de crescimento e despertar. A Prática de Vida Integral é a primeira abordagem a combinar todas elas para uma transformação pessoal o mais efetiva possível.

Para dar um exemplo um pouco mais ampliado: examinando a Figura 8 (p. 76), você vai notar que três níveis nos quatro quadrantes formam doze zonas. A Prática de Vida Integral criou exercícios voltados para o crescimento em todas as doze zonas, uma abordagem totalmente única e sem precedentes históricos para o crescimento, o desenvolvimento e o despertar.

Vamos focalizar os quadrantes superiores – os quadrantes relativos ao indivíduo – para ver as suas implicações. Essas zonas são tão importantes que nos referimos a elas como os *módulos centrais* – corpo, mente, espírito e sombra. Como exemplo de suas implicações, indicarei os "Módulos de Um Minuto" que foram desenvolvidos para cada uma das zonas. Esses são versões consideravelmente reduzidas dos módulos mais ampliados, mas essas versões reduzidas conseguem apreender o essencial de cada módulo de uma maneira extremamente condensada e destilada. É claro que recomendamos que você faça as versões mais completas dos vários módulos e práticas, mas os Módulos de Um

Prática de Vida Integral: Tenha Uma Vida de Fato!

Minuto são notavelmente eficientes se você dispõe de pouco tempo ou se quer sentir o gosto e alguns dos efeitos das versões mais completas.

É importante enfatizar que você não precisa fazer esta versão da Prática de Vida Integral. Você pode criar a sua própria versão de vida Prática de Vida Integral e torná-la extremamente eficiente. Use apenas as orientações gerais descritas neste capítulo, que é um resumo da Matriz PVI (pp. 170-171). Como você poderá ver na tabela indicada, qualquer número de práticas pode ser usado nos vários módulos. A idéia é simplesmente escolher uma prática de cada um dos módulos básicos e aplicá-las simultaneamente. Se quiser, você pode acrescentar e usar módulos auxiliares. Se quiser usar o kit para iniciantes na Prática de Vida Integral criado pelo Integral Institute – ou o *Integral Life Practice Handbook* (a ser publicado pela *Integral Books*) –, tudo bem também, uma vez que os pesquisadores do Integral Institute realizaram a maior parte do trabalho para você e elaboraram materiais com instruções em profundidade, que ampliam consideravelmente as apresentadas aqui (www.MyILP.com). Mas pode ter certeza de que qualquer uma das versões é igualmente válida.

Os Módulos Centrais

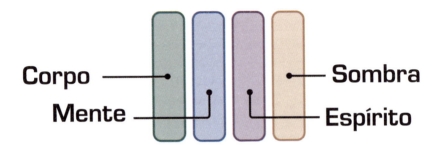

Corpo, Mente, Espírito e Sombra – esses são os **módulos centrais**. Mas se você acha que essa é a abordagem padrão do tipo "Nova Era", "holística" ou "espiritual", esse é seu primeiro equívoco.

O Módulo do Corpo

O fato de começar pelo "corpo" não significa meramente o típico corpo sensorial da espiritualidade típica da Nova Era, nem é o corpo físico conforme visto pela medicina ocidental. É ambos, e mais. Ele refere-se ao corpo físico grosseiro, ao corpo de energia sutil e ao corpo transcendente causal. A Prática de Vida Integral envolve exercitar todos eles, ou o que chamamos de **Exercício para os Três Corpos**.

Essa prática inclui exercícios para o corpo físico, tais como levantamento de peso e aeróbica. Também incorpora exercícios para o corpo sutil das emoções, da imaginação e do sentido do tato, incluindo variações de tai chi e qigong. E inclui exercícios para o corpo causal, tais como sentir o infinito e o círculo de luz e vida.

Eis alguns Módulos de Um Minuto para exercitar os Três Corpos.

Módulo de Um Minuto
EXERCÍCIO DE FORÇA

Esta é uma forma simplificada de qualquer exercício básico de levantamento de peso. É o modo mais rápido e fácil de manter a força do tônus muscular. Neste exercício, fortalecemos os músculos, desafiando-os ao esforço máximo e, em seguida, soltando-os e deixando-os relaxar para que se restabeleçam. Nosso corpo recupera o tecido muscular para responder ao mesmo desafio da próxima vez. Com base nesse princípio de desafiá-los ao esforço máximo e deixá-los relaxar para que se recuperem, esses exercícios são extremamente simples, rápidos e eficientes.

Para aumentar a força, escolha um grupo muscular para trabalhar (como, por exemplo, os músculos do bíceps, do tórax, abdômen ou pernas). Você pode usar halteres ou pesos, um aparelho ou o peso de seu próprio corpo (por exemplo, agachamentos, flexões e abdominais). Faça o aquecimento e, em seguida, faça os exercícios até levar os músculos do grupo à completa exaustão. Se usar pesos, deve repetir o procedimento entre oito e doze vezes. É isso – e pronto!

A Matriz da Prática de Vida Integral

MÓDULOS CENTRAIS

Corpo (Físico, Sutil, Causal)	Mente (Perspectiva, Visão)	Espírito (Meditação, Oração)	Sombra (Terapia)
Levantamento de Peso (Físico)	Ler e Estudar	Zen	Terapia Gestáltica
Aeróbica (Físico) ☆	Sistema de Crenças	Oração de Centramento ☆	Terapia Cognitiva
Treinamento Físico Integral (Físico, Sutil)	Perspectiva Integral ("todos os ☆ quadrantes, todos os níveis, todas as linhas, todos os estados e todos os tipos")	Meditação na Grande Mente	Processo 3-2-1 ☆
Dietas Atkins, Ornish e da Zona (Físico) ☆		Cabala	Trabalho com Sonhos
Dieta da "Prática de Vida Integral" (Físico)	Treinamento Mental	Troca Compassiva ☆	Interpessoal
Tai Chi Chuan (Sutil)	Assumir Múltiplas Perspectivas	Meditação Transcendental	Psicanálise
Qi Gong (Sutil) Yoga (Físico, Sutil)	Qualquer Visão de Mundo ou Sentido; Sistema que Funcione para Você	Investigação Integral ☆	Terapia Artística ou Musical
Exercício dos Três Corpos (Físico, Sutil, Causal) ☆		Meditação Vipassana	
		O 1-2-3 do Espírito ☆	

EXEMPLOS DE PRÁTICAS

MÓDULOS AUXILIARES

Ética	Sexualidade	Trabalho	Emoções	Relacionamentos
Códigos de Conduta	Tantra	Meio de Vida Correto	Transmutação de Emoções ⭐	Relações Integrais ⭐
Ética Profissional	Yoga da Sexualidade Integral ⭐	Treinamento Profissional	Treinamento da Inteligência Emocional	Paternidade/Maternidade Integral ⭐
Ativismo Social e Ecológico	Kama Sutra	Administração das Finanças	Yoga Bhakti (Práticas de Devoção)	Capacidade de Comunicação
Autodisciplina	Yoga Kundalini	Encarar o Trabalho como uma Prática de Vida Integral ⭐	Prática de Atenção às Emoções	Terapia de Casal
Ética Integral ⭐	Prática Sexual Transformadora		Tonglen (Meditação Focada na Troca Compassiva)	Prática Relacional Espiritual
Desportismo		Karma Yoga		Associação Correta (Sangha)
Votos e Juramentos		Serviço Comunitário e Trabalho Voluntário	Expressão Criativa e Artística	Casamento Consciente
		Trabalho como Transformação		

É tão simples como:
- Escolher **uma prática** de cada um dos **Quatro Módulos Centrais**.
- Acrescentar as práticas que quiser dos **Módulos Auxiliares**.
- Colocá-las em prática.

(Recomendamos particularmente as praticas indicadas com o símbolo da Estrela Dourada).

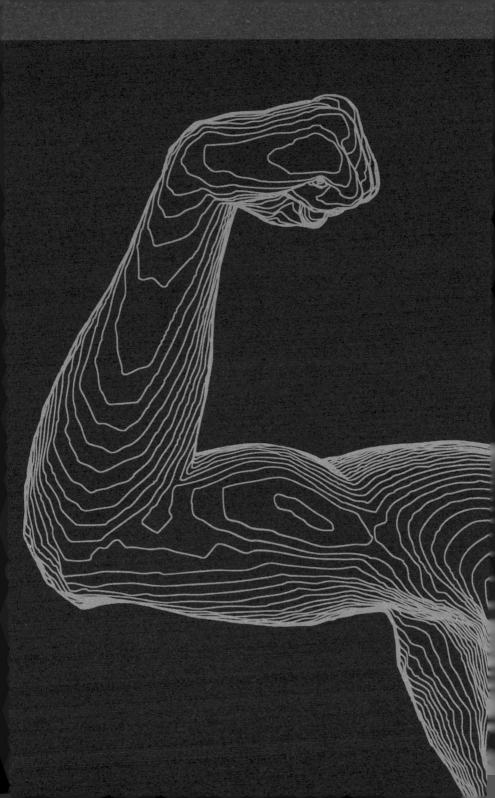

Para cada dia, um grupo muscular. Para a seguinte sessão de exercício de força, simplesmente escolha outro grupo muscular... e repita o procedimento. Um minuto ou dois a cada dia. Você terá uma grande surpresa diante da melhora em apenas um mês. Experimente!

Módulo de Um Minuto
EXERCÍCIOS AERÓBICOS

Estudos demonstram que, para aumentar a capacidade aeróbica, não é preciso necessariamente de períodos prolongados de corrida ou exercícios de condicionamento. Você pode extrair benefícios incríveis com apenas algumas seqüências rápidas de aumento dos batimentos cardíacos e repouso – também chamado de *treinamento com pausas*.

Para melhorar a saúde cardiovascular, escolha um exercício aeróbico que irá aumentar seus batimentos cardíacos – pode ser correr, andar de bicicleta ou mesmo pular corda. Faça o aquecimento e, em seguida, realize a atividade até alcançar 80% de sua capacidade cardiorrespiratória máxima (até o momento em que você começa a sentir falta de ar). Alcançado esse ponto, pare e descanse completamente por um breve período de tempo. Repita duas ou três vezes.

NOTA: Devido ao risco de dano, recomendamos que os iniciantes busquem orientações de algum instrutor experiente antes de fazer esses exercícios.

Módulo de Um Minuto
EXERCÍCIOS PARA OS TRÊS CORPOS

1. Corpo Causal

Em postura ereta e respirando naturalmente...

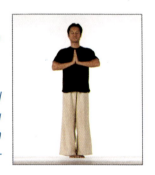

Observe o momento presente tal como ele se apresenta. Eu sou esse presente tal como é. Eu sou a vasta amplitude aberta da qual surgem todas as coisas.

Inspire, expire e inspire. Primeiro, com as palmas das mãos unidas na altura do coração e, depois, com as mãos atravessadas sobre o peito e, por fim, expire, abrindo e elevando as mãos de ambos os lados...

Eu expiro o ar e o libero para o infinito.

2. Corpo Sutil

Inspirando, as mãos recolhem energia, levando-a para os dedos levemente entrelaçados...

Eu inspiro a plenitude da vida.

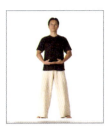

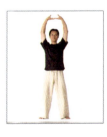

Expirando, as mãos sobem pela frente, com as palmas voltadas para o céu...

Eu expiro o ar, fazendo-o retornar à luz.

Inspirando, as mãos descem pelos lados, retornando à posição de leve entrelaçamento dos dedos...

Completando a seqüência, eu estou livre e pleno.

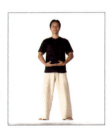

Continue até completar um total de oito círculos com os braços, a língua no palato (completando a "órbita microcósmica"). Expirando, as mãos sobem pela frente em direção ao céu; inspirando, as mãos fazem um círculo para trás e descem.

3. Corpo Físico

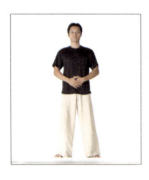

Toque o abdômen com as mãos, inspirando e expirando...

Liberdade e plenitude infinitas são as manifestações deste precioso corpo humano.

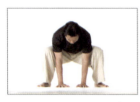

Inspirando e expirando, vá agachando-se devagar até tocar o chão...

Tocando a terra, eu estou em contato com todos os seres.

4. Oferecimento

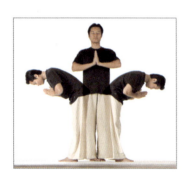

Curve-se para reverenciar as Quatro Direções (virando-se para a direita, no sentido horário).

Que a minha consciência / e o meu comportamento / estejam a serviço de todos os seres / de todos os mundos / libertando-os todos / para este e todos os momentos exatamente como eles são.

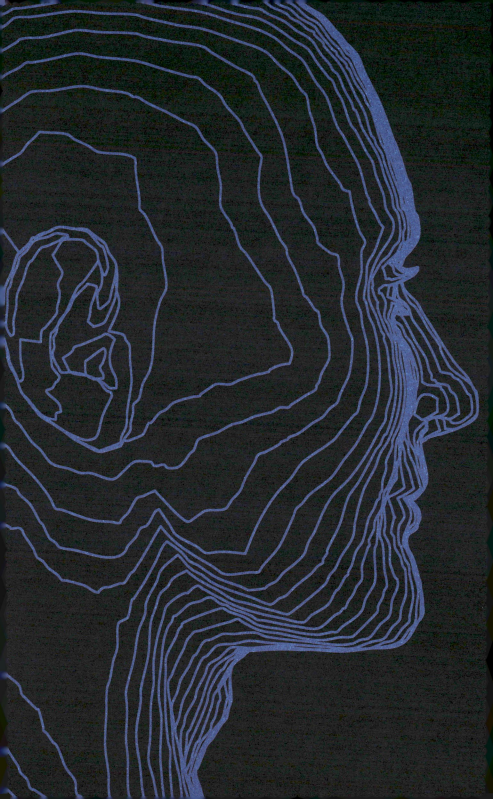

A VISÃO INTEGRAL

Módulo para a Mente: A Abordagem "Todos os quadrantes, todos os níveis, todas as linhas, todos os estados e todos os tipos"

Talvez o módulo mais importante de toda a Prática de Vida Integral seja o módulo para a mente, simplesmente porque ela constitui o elo perdido entre o corpo e o espírito. Praticantes espirituais de todo o mundo costumam dizer que precisamos abranger e respeitar "corpo, mente e espírito", mas, na realidade, no decorrer das duas últimas décadas, a mente tem sido deixada quase inteiramente fora da equação. As sensações do corpo ocuparam a tal ponto o palco principal que as sensações e experiências imediatas têm sido comumente equiparadas à própria percepção espiritual. A mente ou intelecto não foi deixada de lado, ela tem sido considerada "não-espiritual" e até mesmo "antiespiritual", cuja idéia parece provir da crença de que se deve "agir a partir do coração", deixando de lado a obstrução conhecida como cérebro. "Nada de intelectualização, nada de conceitualização, mas apenas sentir, ter a experiência" – essas palavras ecoam pelo mundo, enquanto praticantes espirituais de todas as partes acreditavam que, para encontrar o espírito, tem-se que "perder a mente e chegar aos sentidos".

Bem, experimente. Depois de mais ou menos uma década de perda da mente, talvez você decida voltar-se para outra direção. A mente é de fato o elo entre o corpo e o espírito. Mente ou intelecto, em sânscrito, é *buddhi*, de onde nascem todos os Budas. É a mente que une o corpo e o espírito. A mente brota diretamente do espírito e é tanto a primeira expressão do espírito quanto o nível mais elevado no percurso de volta ao espírito. Como a di-

174

Prática de Vida Integral: Tenha Uma Vida de Fato!

mensão entre o corpo e o espírito, a mente ancora o espírito no corpo e eleva o corpo até o espírito, dando ao espírito seus alicerces e dando ao corpo sua direção espiritual, que, do contrário, se perderia em suas próprias sensações, visões e sentimentos. O próprio crescimento espiritual move-se das sensações corporais egocêntricas, que só conseguem perceber a si mesmas, para a mente, que pode assumir o papel de outrem e, com isso, começar a se expandir para além do ego e, dali, para uma atitude mundicêntrica e para o espírito. *Colocar-se na pele de outrem* é uma operação mental, uma operação cognitiva e, portanto, ter sentimentos *que não sejam apenas os referentes a si mesmo* requer a participação da mente, do intelecto. É a mente que permite libertar a percepção do aprisionamento aos sentimentos egocêntricos e que começa a se expandir radicalmente para além de si mesma em seu movimento para abraçar o Cosmos inteiro – de sentimentos, pensamentos e percepção iluminada: corpo e mente e espírito, tendo a mente como o elo perdido.

Sem uma abordagem mental abrangente e coesiva, as coisas se desintegram mais rapidamente do que se consegue dar voz aos "sentimentos". No decorrer das três últimas décadas, uma constatação tem ressurgido de tempos em tempos: sem uma estrutura mental capaz de realmente reter as experiências espirituais, elas não se fixam.

Na Prática de Vida Integral, nós utilizamos a Visão ou Abordagem "Todos os Quadrantes, todos os níveis, todas as linhas, todos os estados e todos os tipos" simplesmente porque é a única visão verdadeiramente integral que conhecemos no momento. Essa abordagem "Todos os quadrantes, todos os níveis, etc." não é uma "mera abstração", mas uma realidade viva, luminosa e empírica. De fato, a maioria das pessoas diz que ela é **psicoativa**. Uma vez que você tenha assimilado essa abordagem "Todos os quadrantes, todos os níveis..." – ou que tenha "baixado" o Siste-

A Visão Integral

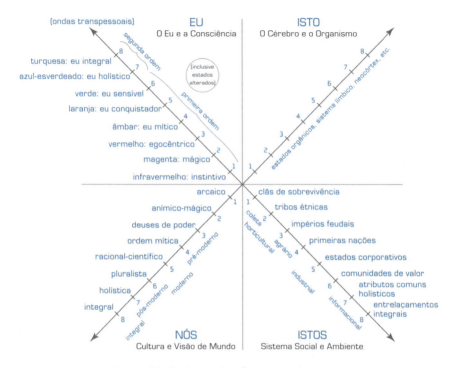

Figura 20. *Os Quatro Quadrantes nos Seres Humanos.*

ma Operacional Integral em seu computador biológico –, ela passa a funcionar com uma lista de checagem interior, alertando-o automaticamente para as áreas de suas próprias capacidades que você pode não estar utilizando tão plenamente quanto poderia. Ela não impõe nada de fora, mas ilumina os interiores de suas próprias possibilidades. Ela é também psicoativa no sentido de mudar a própria natureza do que você considerava acessível em seu próprio ser. E, finalmente, se você realmente a assimila, ela não é difícil, mas fascinante.

Prática de Vida Integral: Tenha Uma Vida de Fato!

Tudo começa a fazer sentido

Muitas pessoas usam essa simples frase para explicar o entusiasmo que sentem quando começam a trabalhar com o módulo "Todos os quadrantes, todos os níveis, todas as linhas, todos os estados e todos os tipos" – "Tudo começa a fazer sentido" – o que, de fato, essa abordagem ajuda a fazer. Na realidade, esse módulo foi criado primeiramente como um modo de indexar todos os diversos tipos de atividade humana. O resultado de mais de trinta anos de estudos realizados tanto por mim quanto por outros pesquisadores nos forneceu um método de classificação e indexação de todas as principais formas de conhecimento e experiência. (Nós o usamos dessa maneira neste livro quando indexamos os diversos significados de "espiritualidade", por exemplo.)

Mas ele logo evidenciou também sua utilidade em muitas outras áreas, inclusive como um mapa bastante extraordinário de nossa própria percepção (do contrário, ele não funcionaria como sistema de indexação). Então, nós o comparamos com mais de cem mapas do sistema corpo-mente humano de todo o mundo – pré-moderno, moderno e pós-moderno – e usamos todos eles para preencher as lacunas deixadas pelos outros. Esse "mapa composto" tinha cinco elementos simples e foi assim que surgiu o modelo "Todos os quadrantes, todos os níveis, todas as linhas, todos os estados e todos os tipos".

Ao começar a usar esse modelo, você pode verificar por conta própria que "tudo começa a fazer sentido". Tome, por exemplo, o conflito entre religião e ciência. Barbara Walters realizou há pouco tempo um programa especial de televisão chamado "Heaven". Nele, ela começou entrevistando muitos dos mestres espirituais mais populares de hoje, como o Dalai Lama, e cada uma dessas

A Visão Integral

pessoas explicou o quanto a vida espiritual é importante e significativa para ela. Então, na segunda parte do programa, ela entrevistou cientistas famosos, e cada um deles explicou, com muitas palavras, que as experiências espirituais não passam de faíscas físicas no cérebro material. Não existe nenhum espírito, apenas matéria, eles explicaram, e as pessoas que acreditam no espírito estão obviamente aprisionadas a ilusões infantis e coisas do gênero.

Foi muito curioso assistir a tudo aquilo, porque logo ficou claro o modo de pensar de todos os participantes daquele programa; se a metade deles estava certa, a outra metade estava totalmente equivocada. Se os cientistas estão certos, as autoridades espirituais estão presas a ilusões – e vice-versa! Para ambas as partes, a metade dos seres humanos está vivendo totalmente de ilusões! Não faz absolutamente nenhum sentido.

O que faz sentido é que ambas as partes estão certas. Os espiritualistas estão se referindo ao quadrante Superior Esquerdo e os cientistas estão se referindo ao quadrante Superior Direito.

Tomemos o caso das **guerras interculturais**. Se o exemplo acima está particularmente relacionado aos quadrantes, as guerras interculturais têm especialmente a ver com os níveis. Embora existam muitos diferentes aspectos relacionados às guerras interculturais, eles focalizam uma batalha intensa entre os valores **tradicionais** e os **modernos** e **pós-modernos**. Estes correspondem quase exatamente às alturas *âmbar*, *laranja* e *verde*, respectivamente. Lembre-se de que todos os níveis da primeira camada acreditam que seus valores são os únicos verdadeiros que existem e que todos os outros estão mergulhados numa profunda confusão, no melhor dos casos, e aprisionados a uma completa ilusão, no pior. Bem, seja bem-vindo às guerras interculturais! É quase literalmente simples assim.

O que estamos esperando, é claro, é o grande salto para a segunda camada, onde a primeira autêntica integração dos diver-

178

sos níveis começa a ocorrer, e onde a percepção individual se coloca acima do fogo cruzado das guerras interculturais e entra na vasta amplitude da percepção integral, a caminho de sua própria realização e iluminação suprapessoais. Nesta e em muitas outras áreas, pelo uso de uma Abordagem Integral do tipo "Todos os quadrantes, todos os níveis, todas as linhas, todos os estados e todos os tipos", as coisas começam de repente a fazer sentido. De repente, há lugar para tudo em sua vida. Uma enorme profundeza de paz e certeza envolve todo o seu ser, quando a mente abre espaço para todo o Cosmos e não apenas para uma fatia tímida dele aqui e ali. A alegria retorna ao pensamento; o intelecto de fato se ilumina – e brilha – como deve; e uma claridade luminosa define cada instante no mundo de todas as coisas integrais.

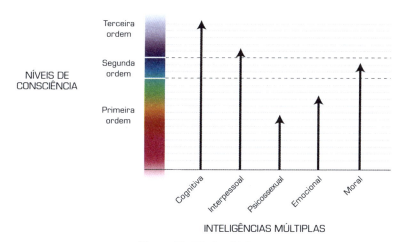

Figura 21. *Níveis e Linhas.*

A VISÃO INTEGRAL

E o mais importante é que, de fato, há lugar para tudo em sua vida. Tudo faz sentido, porque tudo cabe. A vida de todos nós recobra o *sentido*. Esse é talvez o aspecto mais importante e mais prontamente percebido como efeito do uso da Abordagem Integral: tudo cabe e, com isso, o sentido é recobrado.

Do outro lado do sarcasmo, há sentido. Do outro lado de um mundo fraturado e fragmentado, há sentido. Do outro lado do desespero, há sentido. Procure usar a Abordagem Integral pelo menos por um tempo, faça uma experiência e então veja o que acha. Mas qualquer que seja a abordagem ou visão que utilizar, procure torná-la o mais ampla e abrangente possível, uma vez que o sentido de sua vida quase com certeza depende disso.

Eis o Módulo de Um Minuto para a Mente, ou Abordagem Integral "Todos os quadrantes, todos os níveis, todas as linhas, todos os estados e todos os tipos", focada nos três níveis (corpo, mente e espírito) e nos quatro quadrantes (os "grandes três" do eu, do nós e do isto). O nome do módulo é "Experimente a Abordagem Todos os quadrantes, todos os níveis, todas as linhas, todos os estados e todos os tipos", porque ela não é uma mera abstração, mas um mapa de uma realidade viva e sentida.

Módulo de Um Minuto
EXPERIMENTE A ABORDAGEM TODOS OS QUADRANTES, TODOS OS NÍVEIS, TODAS AS LINHAS, TODOS OS ESTADOS E TODOS OS TIPOS

A pedra fundamental dessa abordagem reside em experimentar diferentes *perspectivas*. Em qualquer momento, você pode sentir essas dimensões básicas de seu ser, simplesmente percebendo o que já está presente.

Prática de Vida Integral: Tenha Uma Vida de Fato!

- *Perceba seu espaço "eu" ou sua percepção individual neste exato momento. Como é que você se sente sendo um "eu" neste exato momento? Perceba como é ser esse "eu".*

- *Perceba agora o seu espaço "nós" ou sua percepção intersubjetiva. Como é sentir-se em relação com os outros neste exato momento? (Se não houver nenhuma outra pessoa presente, você pode imaginar um outro significativo, um familiar ou colega de trabalho. Você pode também imaginar o que o conecta a alguém que vive no outro lado do mundo.) Perceba como é ser esse "nós".*

- *Perceba seu espaço "isto" ou o mundo objetivo neste exato momento. O que o circunda fisicamente? Como você sente o chão sob seus pés? Perceba como é ser esse "isto".*

- *Perceba agora seu corpo – seus sentimentos e sensações.*

- *Perceba sua mente – seus pensamentos e imagens.*

- *Finalmente, perceba a testemunha ou Espírito presente em todo e cada momento – aquele que tem a percepção de seu "eu", seu "nós", seu "isto", seu corpo e mente neste exato momento.*

A Visão Integral

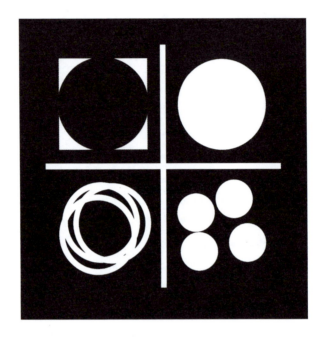

- Em silêncio, diga a si mesmo: "Todas essas são dimensões de meu ser e vir-a-ser, as quais eu incluirei, sem rejeitar nenhuma".

Você acabou de experimentar uma versão muito resumida da abordagem que inclui todos os quadrantes (Eu, Nós, Isto) e todos os níveis (Corpo, Mente e Espírito). Isto é exercitar **corpo**, **mente** e **espírito** no **eu**, na **cultura** e na **natureza**.

Prática de Vida Integral: Tenha Uma Vida de Fato!

Módulo para a Sombra

Se eu disse que achava que o módulo para a Mente era o mais importante, mudei de idéia: o mais importante é o módulo para a Sombra. (Bem, todos são importantes, é claro.) Uma das outras lições que aprendemos pela dura experiência nas últimas décadas é que, se não trabalhamos com a sombra, praticamente todos os outros módulos podem ser sabotados, e o pior de tudo é que por nossos próprios motivos inconscientes.

"Sombra" é um termo que representa o inconsciente pessoal ou o material psicológico que reprimimos, negamos, nos dissociamos ou rejeitamos. Infelizmente, negar esse material não faz com que ele vá embora; pelo contrário, ele volta para nos perturbar com dolorosos sintomas neuróticos, obsessões, medos e ansiedades. Trazer esse material à superfície, familiarizar-se com ele e apropriar-se dele é necessário não apenas para a eliminação dos sintomas dolorosos, mas também para a formação de uma auto-imagem mais verdadeira e saudável.

Tomemos, por exemplo, alguém que se sente pouco à vontade com seus próprios sentimentos de raiva ou agressividade. Sempre que colocado em circunstâncias nas quais a média das pessoas ficaria com raiva ou, pelo menos, extremamente irritada, esse indivíduo não sente sua própria raiva, porque a reprime. Com isso, a raiva não desaparece, mas é simplesmente deslocada ou projetada para outra pessoa. Como ele sabe que alguém está tremendamente irado, e que esse alguém não pode ser ele, tem que ser outro – qualquer outro. E pensando melhor, parece que seu chefe está realmente furioso com ele! E isso o deixa incrivelmente deprimido. Seus próprios sentimentos de raiva foram reprimidos, alienados e rejeitados, só para retornarem como sentimentos de alienação e depressão. A irritação virou depressão,

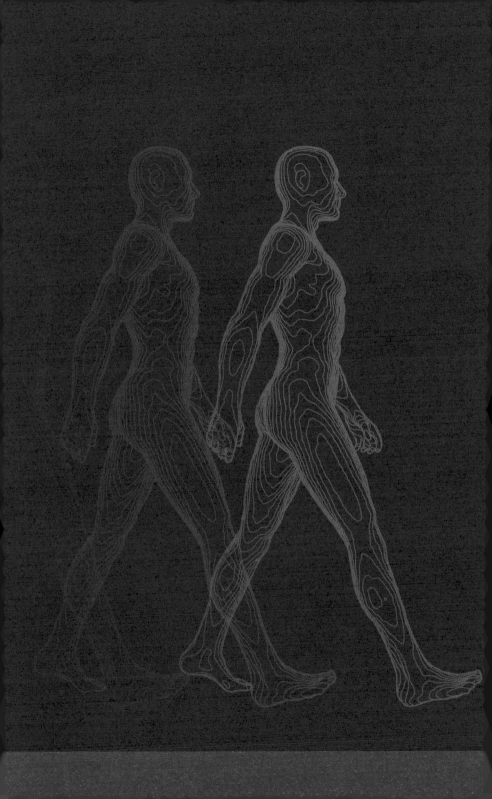

Prática de Vida Integral: Tenha Uma Vida de Fato!

enquanto esse indivíduo segue infeliz vida afora, carregando uma sombra encaixotada.

Achava-se que a meditação por si só fosse capaz de trazer à tona ou "des-reprimir" a maioria dos tipos de material inconsciente reprimido. Mas depois de muitas décadas de prática de meditação, milhões de sombras permaneceram intactas. As razões para isso foram investigadas e a questão de fundo parece ser que, a não ser que você saiba exatamente o que está buscando, a vasta percepção panorâmica da meditação é uma abordagem demasiadamente genérica para tocar os elementos específicos da sombra. Para isso, faz-se necessária uma psicoterapia do tipo raio *laser*.

No exemplo acima, como a meditação aumenta a sensibilidade e a capacidade de sentir e perceber, ela pode ajudar a pessoa a entrar mais em contato com seus sentimentos de tristeza e depressão. A pessoa pode então levar uma enorme quantidade de percepção a iluminar os contornos de seus sentimentos de depressão! –, mas ela não irá necessariamente descobrir a raiva e a fúria escondidas e secretadas em seus sentimentos de depressão se não souber exatamente onde e como encontrá-las. Esse trabalho de investigação psicológica é a província das psicologias de grande profundidade, que foram em grande medida uma descoberta do Ocidente moderno. A meditação pode ajudar, mas não substituir a psicoterapia.

Existem muitas modalidades eficientes de psicoterapias que trabalham com a sombra, desde a Gestalt até a terapia psicanalítica e à análise transacional. Outras modalidades de psicoterapia, mesmo que não lidem diretamente com a sombra, podem também ser extremamente eficientes no tratamento de distúrbios neuróticos. A eficiência das abordagens cognitiva e interpessoal foi particularmente bem documentada. Também as práticas de escrever um diário e de travar diálogo em voz alta com a

A VISÃO INTEGRAL

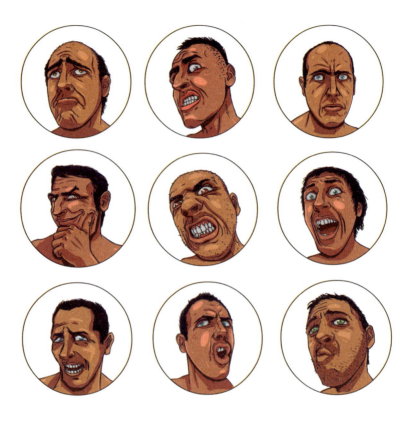

sombra podem ajudar. Chamamos todas elas de "trabalho com a sombra".

Mas qualquer que seja a modalidade de sua escolha, nenhuma prática de vida integral é completa sem algum tipo de trabalho com a sombra. A sugestão que damos é simplesmente esta: Não espere para aprender pelo jeito mais difícil, uma vez que sua sombra pode acompanhar você por todo o percurso até a Iluminação e de volta. A sombra é simplesmente uma tremenda filha da mãe cheia de manhas e truques. Em minha opinião, é por isso que você se deixa envolver por ela.

Prática de Vida Integral: Tenha Uma Vida de Fato!

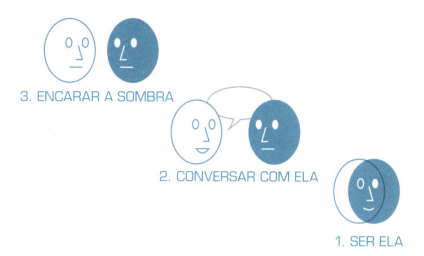

Eis aqui o Módulo de Um Minuto para trabalhar com a sombra, que nós chamamos de "Processo 3-2-1 do Trabalho com a Sombra", porque ele ajuda a tomar os sintomas "isto" e transformá-los em aspectos re-apropriados pelo eu por meio do artifício de **encarar** a sombra como uma terceira pessoa; **conversar** com ela como uma segunda pessoa e, por último, **ser** ela como uma primeira pessoa. ENCARAR-CONVERSAR-SER.

A VISÃO INTEGRAL

Módulo de Um Minuto
Processo 3-2-1

Você pode realizar este Processo 3-2-1 sempre que sentir necessidade. Dois momentos particularmente apropriados são ao acordar pela manhã e antes de ir para a cama à noite. Com treinamento nesse processo 3-2-1, a prática só vai tomar um minuto para fazer diante de qualquer problema que possa estar perturbando-o.

Antes de qualquer outra coisa ao acordar pela manhã, procure recordar os sonhos que teve durante a noite em busca de alguém que apareceu com uma carga emocional, positiva ou negativa. ENCARE mentalmente essa pessoa ou pessoas. Em seguida, CONVERSE com ela, ou simplesmente repita o que ela diz. E por último, SEJA essa pessoa, assumindo a perspectiva dela. Para a finalidade deste exercício, não há necessidade de se anotar nada por escrito – você pode fazer o processo todo mentalmente.

Antes de ir para a cama, escolha uma pessoa que o perturbou ou o distraiu no decorrer do dia. ENCARE essa pessoa, CONVERSE com ela e seja ELA (conforme descrição acima).

Todo esse processo 3-2-1 pode também ser feito em silêncio, para si mesmo, a qualquer hora do dia ou da noite em que achar necessário.

Prática de Vida Integral: Tenha Uma Vida de Fato!

Módulos Auxiliares (ou Suplementares)

Os módulos relativos ao Corpo, à Mente, ao Espírito e à Sombra são considerados os módulos **centrais** porque, em primeiro lugar, são realmente essenciais e, em segundo, porque você pode fazê-los, em sua maior parte, por conta própria. Os módulos **auxiliares** são aqueles que começam a lidar com os relacionamentos, sua ocupação ou atividade no mundo, sua família, vida matrimonial e parceiros íntimos – bem como os aspectos mais avançados do trabalho individual.

Entre esses, o mais importante é o **Módulo** voltado para a **Ética**. Numa pesquisa recente de opinião realizada pelo Integral Institute, que foi enviada a cerca de oito mil membros do www.integralNaked.org, um programa de rádio on-line, nós perguntamos aos entrevistados: "Quais os módulos que você gostaria mais de incluir em sua Prática de Vida Integral?" Entre as possíveis escolhas, foram sugeridos módulos relacionados à meditação, ao trabalho, aos relacionamentos, à alimentação e à sexualidade. A escolha número um foi a meditação; a segunda foi a ética. Antes de alimentação, relacionamentos e sexualidade, as pessoas escolheram a ética. Parece que a nossa cultura está tão carente de direção moral que as pessoas encontram-se absolutamente desesperadas por algum tipo de orientação nessa área.

O Módulo para a Ética focaliza duas orientações gerais básicas. A primeira é que *uma ação é moral ou ética quanto mais perspectivas ela levar em conta*. Ações que levam em conta apenas a perspectiva da primeira pessoa são **egocêntricas**. Ações que levam em consideração a perspectiva da segunda pessoa são **etnocêntricas**. As ações que levam em conta a perspectiva da terceira

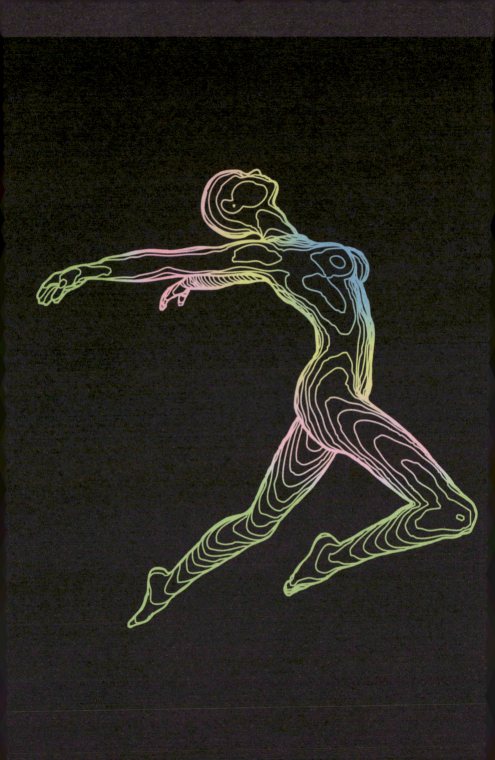

Prática de Vida Integral: Tenha Uma Vida de Fato!

pessoa são **mundicêntricas**. E as ações que levam em conta as perspectivas da quarta e da quinta pessoa são **cosmocêntricas**.

Com esse entendimento, não é difícil perceber – ou é? – que as ações mundicêntricas são *melhores* do que as etnocêntricas. Que as mundicêntricas são *melhores* (ou *mais morais*) do que as etnocêntricas, as quais, por sua vez, são melhores do que as egocêntricas, por levar em conta mais perspectivas. Como acontece com a seqüência de Carol Gilligan (do **egoísmo** para **consideração pelos outros** e daí para a **consideração universal** e **integral**), cada nível mais elevado é capaz de ser mais ético porque é capaz de levar em conta mais perspectivas antes de chegar a uma decisão. Quem você gostaria que tomasse decisões que afetam a sua vida, alguém que é egocêntrico ou alguém que é mundicêntrico?

Assim, talvez já possamos perceber que há um caminho que transcende o absolutismo moral do âmbar e o relativismo moral do verde. Com a Ética Integral, o sentido é recuperado, juntamente com uma bússola moral que transcende e inclui as perspectivas inferiores.

A segunda orientação geral é que a ação ética é uma ação que visa **proteger e promover a maior profundidade da maior extensão**. Essa máxima é conhecida como a **Intuição Moral Básica**, ou IMB. A *profundidade* é definida pelo número de níveis de um hólon, e *extensão* é o número de hólons de um nível. Se contarmos o número de níveis que constam na Figura 14, o infravermelho terá uma (relativa) profundidade de um; o vermelho terá três; o laranja, cinco; o turquesa, oito; o violeta dez e assim por diante.

Mas não basta saber que oito é melhor do que cinco que é melhor do que três. Temos que saber também como ele se encaixa nos outros hólons, tanto humanos como não-humanos. Um ser humano tem mais profundidade do que uma vaca que, por sua vez, tem mais profundidade do que uma cenoura, que tem mais profundidade do que uma bactéria, que tem mais profundi-

A VISÃO INTEGRAL

dade do que um quark. Assim, se somos obrigados a escolher qual matar – uma vaca ou uma bactéria –, escolhemos a bactéria. Mas como tudo está interligado, não agimos simplesmente para promover mais profundidade, mas a maior profundidade por meio da maior extensão. A consciência ecológica – e a ética ecológica – envolve esse incrível ato de equilíbrio entre salvar a maior profundidade por meio da maior extensão. Escolher simplesmente a profundidade é uma escolha antropocêntrica; escolher simplesmente a extensão é uma escolha bacteriocêntrica. Em vez disso, nossas ações visam proteger e promover a maior profundidade da maior extensão, ou nossa Intuição Moral Básica.

Outros módulos auxiliares incluem a Transmutação de Emoções, o Karma Yoga (ou Ação no Mundo), o Yoga da Sexualidade, dos Relacionamentos, da Família e da Paternidade/Maternidade. Visite o site www.IntegralTraining.org para atualizações sobre esses e outros módulos.

Falta agora abordar um módulo central e, de novo, mudei de idéia. Acho que este é o mais importante de todos.

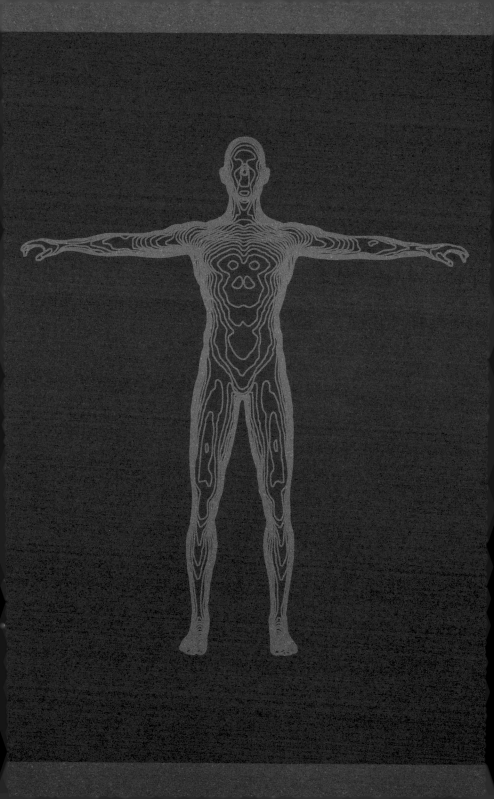

A VISÃO INTEGRAL

Módulo para o Espírito: A Imensa Vastidão da sua Própria Grande Mente e do seu Próprio Grande Coração

Vimos que é comum hoje em dia as pessoas dizerem que são "espirituais, mas não religiosas". A idéia geral é que "religioso" diz respeito a formas institucionais de religião – seus dogmas, mitos, crenças obrigatórias, seus antigos e desgastados rituais; enquanto "espiritual" significa valores pessoais, percepção presente, realidades internas e experiência direta. É claro que alguns aspectos das religiões são espirituais, mas grande parte da religião como instituição parece realmente velha e desgastada, uma relíquia dos tempos pré-modernos ou, pelo menos, dos estágios pré-racionais de desenvolvimento.

Espírito pode significar experiência direta de um Fundamento do Ser. Pode significar qualquer coisa que expresse o interesse último da pessoa. Pode significar o que quer que dê à vida um senso de unidade ou de transcendência. Pode significar a natureza e a condição mais profunda da pessoa. Exploramos muitas dessas possibilidades no Capítulo 5. Mas a verdade é que ou você acredita na dimensão espiritual do ser ou não acredita. Uma vez que o principal módulo para o espírito está focado na prática da meditação ou da contemplação, ele foi criado de maneira a acomodar a maior quantidade possível de orientações, das mais "científicas" (a meditação é uma reação de relaxamento) às mais "espirituais" (a meditação permite o acesso a um Fundamento último do Ser, ou Deus, qualquer que seja o seu nome). Use qualquer um desses módulos ou outro que lhe for confortável.

194

Prática de Vida Integral: Tenha Uma Vida de Fato!

Uma versão absolutamente única da Prática de Vida Integral é a chamada "As Três Faces do Espírito" ou, às vezes, "O Um-Dois-Três (ou 1,2,3) de Deus". A idéia é que o Espírito, ao se manifestar, tem quatro quadrantes, exatamente como todas as outras manifestações, e assim, ao considerarmos o âmbito do Espírito, poderemos fazê-lo usando os quatro quadrantes (ou simplesmente as perspectivas do Espírito da primeira, segunda e terceira pessoas).

Da perspectiva da terceira pessoa, o Espírito se manifesta como a Grande Teia da Vida, a completa Totalidade da Existência concebida como um Grande Isto, um Grande Sistema de Todos os Seres, ou a Natureza com N maiúsculo. Spinoza tornou famosa essa concepção de Deus.

O Espírito da perspectiva da segunda pessoa é um Grande Você, ou um Grande Tu, uma Inteligência e um Amor Vivos que constituem o fundamento e a razão de toda existência. As tradições teístas do Ocidente focalizam especialmente essa face do Espírito.

O Espírito da perspectiva da primeira pessoa é um Grande Eu ou "Eu-Eu", o Eu que Testemunha o Eu, o Eu puro e infinito, o Atman que é Brahma, a Grande Mente que é sua mente ou percepção real neste e em todo momento. As tradições contemplativas do Oriente focalizam especialmente essa face do Espírito.

Qual dessas faces é a verdadeira? Todas elas, é claro. Elas são os quatro quadrantes – ou as três Faces – do Espírito manifesto. Você pode usar qualquer uma dessas perspectivas que sentir mais apropriada, mas há um tipo especial de percepção espiritual integral que resulta do uso de todas elas; e essa é a abordagem que adotamos.

Veja o Módulo de Um Minuto para o Espírito, na página seguinte, focalizando todas as três faces.

A VISÃO INTEGRAL

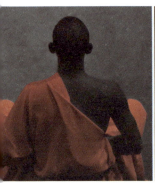
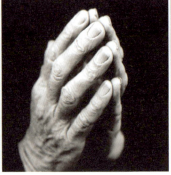
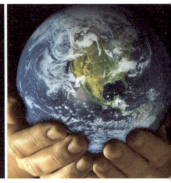

Módulo de Um Minuto
O 1-2-3 DE DEUS

A qualquer momento, você pode ter a experiência de Deus como um "isto" da terceira pessoa, um "tu" da segunda pessoa ou um "eu" da primeira pessoa. Repita simplesmente as seguintes frases em silêncio, deixando que cada perspectiva surja espontânea e naturalmente em sua percepção.

Prática de Vida Integral: Tenha Uma Vida de Fato!

- *Eu contemplo Deus em tudo o que está surgindo – a Grande Perfeição tanto deste como de todos os momentos.*

- *Eu contemplo e comungo com Deus como um Tu infinito, que me concede todas as bênçãos e total perdão, e a quem eu ofereço minha gratidão e devoção infinita.*

- *Eu descanso em Deus como meu próprio Testemunho e Ser primordial, a Grande Mente que é una com tudo, e neste estado tranqüilo e natural sempre-presente, eu prossigo com minhas atividades cotidianas.*

Se quiser, você pode substituir a palavra "Deus" por qualquer outra de sua preferência, que evoque um Ser Último. Pode ser "Espírito", "Jeová", "Alá", "Brahma", "O Senhor" ou "O Primeiro e Único".

Eis a mesma meditação, porém mais orientada para a perspectiva da primeira pessoa.

Observe sua percepção presente neste instante. Observe os objetos surgindo em sua percepção – as imagens e pensamentos surgindo em sua mente, os sentimentos e sensações surgindo em seu corpo, a miríade de objetos surgindo no espaço a seu redor, dentro ou fora de casa. Todos eles são objetos que estão surgindo em sua percepção.

Pense agora no que havia em sua percepção cinco minutos atrás. A maioria dos pensamentos mudou, a

A VISÃO INTEGRAL

maioria das sensações físicas mudou e, provavelmente, a maior parte do ambiente também mudou. Mas algo não mudou. Algo em você permanece agora sendo o mesmo que cinco minutos atrás. O que está presente agora que esteve presente cinco minutos atrás?

O "Eu sou". O sentimento-percepção do "Eu sou" continua presente. Eu sou essa percepção sempre presente. Essa percepção está presente agora, esteve presente um instante atrás, esteve presente um minuto atrás e esteve presente cinco minutos atrás.

O que esteve presente cinco horas atrás?

O "Eu sou". Essa percepção de "Eu sou" é uma percepção que está sempre se autoconhecendo, se autoreconhecendo e se autovalidando. Ela está presente agora e esteve presente cinco horas atrás. Todos os meus pensamentos mudaram, todas as sensações do meu corpo mudaram, o ambiente ao meu redor mudou, mas a percepção do "Eu sou" está sempre presente, radiante, aberta, vazia, clara, ampla, transparente, livre. Os objetos mudaram, mas não a percepção desse "Eu sou" sem forma. Essa óbvia e presente percepção do "Eu sou" está presente agora como esteve presente cinco horas atrás.

O que esteve presente cinco anos atrás?

A percepção do "Eu sou". Muitos objetos apareceram e desapareceram, tantos sentimentos vieram e se fo-

198

Prática de Vida Integral: Tenha Uma Vida de Fato!

ram, muitos pensamentos surgiram e foram embora, muitos dramas e terrores e amores e ódios vieram, ficaram por um tempo e se foram. Mas uma coisa não veio nem foi embora. O que é essa coisa? Qual é a única coisa presente em sua percepção neste exato momento que você lembra que esteve presente cinco anos atrás? Essa percepção intemporal sempre presente do "Eu sou" está presente agora como esteve presente cinco anos atrás.

O que esteve presente cinco séculos atrás?

Tudo o que está sempre presente é a percepção do "Eu sou". Toda pessoa tem essa mesma percepção do "Eu sou" — porque ela não é um corpo, não é um pensamento, não é um objeto, não é o ambiente circundante, não é nada que possa ser visto, mas é antes Aquele que Vê, o Observador sempre presente, o Testemunho constante, aberto e vazio de tudo que está surgindo, em toda e qualquer pessoa, em qualquer mundo, lugar e tempo em todos os mundos até o fim dos tempos, existe apenas e sempre essa óbvia e imediata percepção do "Eu sou". O que mais você poderia conhecer? O que mais poderia haver para conhecer? Existe apenas e sempre essa percepção sempre presente do "Eu sou", radiante que conhece a si próprio, sente e transcende a si próprio, presente tanto agora, como cinco minutos, cinco horas e cinco séculos atrás.

Cinco milênios atrás?

Antes de Abraão existir, EU SOU. Antes de o universo existir, EU SOU. Esta é a minha Face original, a face que eu tinha antes de meus pais nascerem, a face que eu tinha antes de o universo nascer, a Face que eu tive por toda a eternidade até ter decidido entrar nesta brincadeira de esconde-esconde e me perder nos objetos criados por mim mesmo.

Eu NUNCA mais vou fingir que não conheço ou não sinto a minha própria percepção sempre presente do "Eu sou".

E com isso, a brincadeira acaba. Milhões de pensamentos apareceram e desapareceram, milhões de sentimentos vieram e se desvaneceram, milhões de objetos surgiram e se foram. Mas uma única coisa não apareceu e uma única coisa não desapareceu: o grande Não-nascido e grande Imortal, que jamais entra e jamais deixa o rio do tempo, uma pura Presença fora do tempo, flutuando na eternidade. Eu sou essa óbvia percepção sempre presente do "Eu sou" que se autoconhece, se autovalida e se autoliberta.

Antes de Abraão existir, EU SOU.

EU SOU não é nada mais do que o Espírito na primeira pessoa, o Ser último, sublime e radiante criador de tudo e de todo o Cosmos, presente em mim, em você, nele, nela e neles – como a percepção sempre presente do "Eu sou" que todo e cada um de nós sente.

Porque em todos os universos conhecidos, o número total de "Eu sou" é apenas um.

Prática de Vida Integral: Tenha Uma Vida de Fato!

Descanse sempre nessa percepção sempre presente do "Eu sou", a mesma percepção do "Eu Sou" que está sentindo neste exato momento, que é o próprio Espírito Não-nascido brilhando em você e através de você. Assuma também a sua identidade pessoal – como este ou aquele objeto, este ou aquele eu ou esta ou aquela coisa – permanecendo sempre no Fundamento de Tudo o que Existe, como esta grande e totalmente óbvia percepção sempre presente do "Eu sou", e levante-se para prosseguir seu dia, no universo que essa percepção sempre presente do "Eu sou" criou.

capítulo

7

NÃO O FIM, MAS O COMEÇO

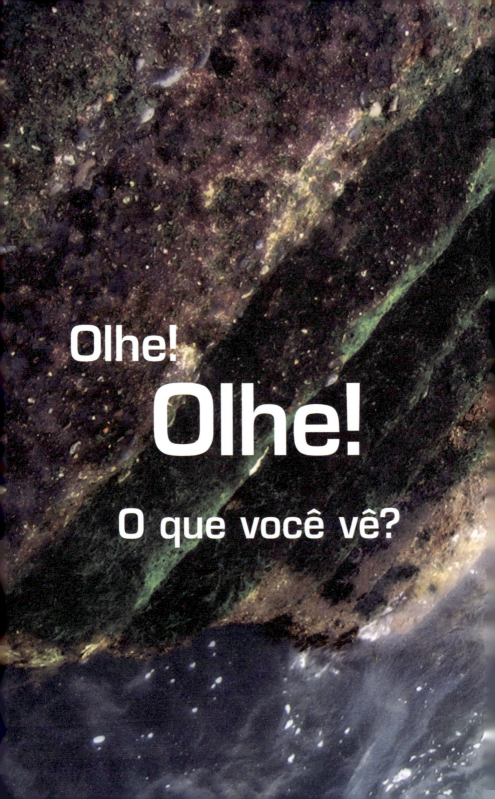

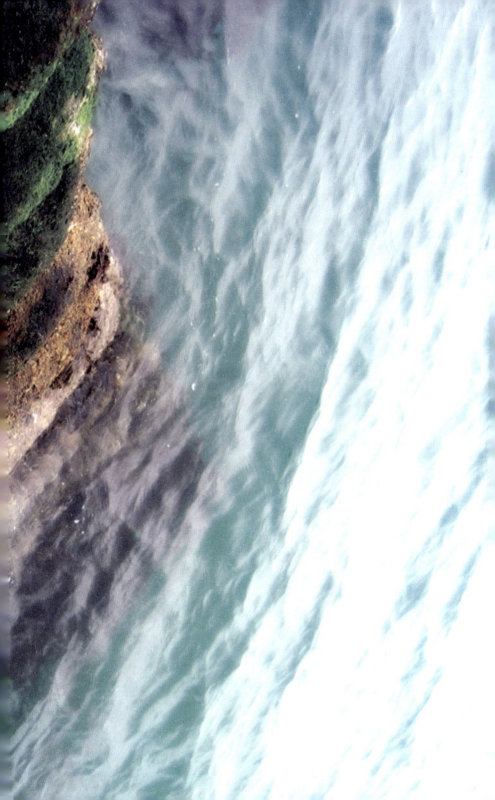

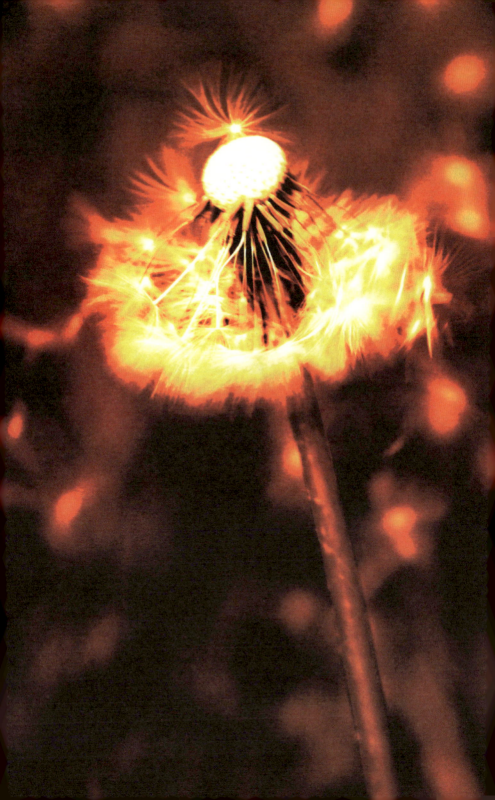

Quando você simplesmente **descansa como a Testemunha** deste e de todos os mundos que surgem em sua própria PERCEPÇÃO...

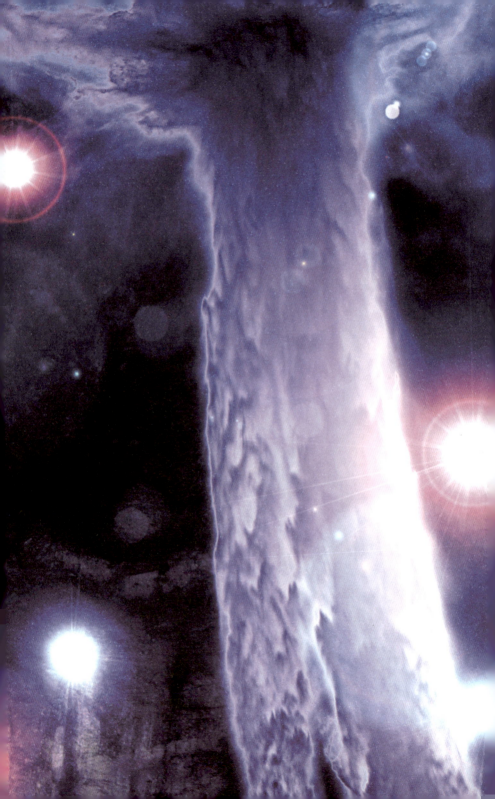

Um Sistema Operacional Integral como o modelo que abarca todos os quadrantes, todos os níveis, todas as linhas, todos os estados e todos os tipos, é apenas e nada mais do que um mapa. Não é o território. Mas, até onde sabemos, é o mapa mais abrangente de que dispomos nos dias de hoje. Além do mais – e isso é importante – o próprio Mapa Integral insiste em que passemos para o território real e não fiquemos enredados em meras palavras, idéias ou conceitos. Está lembrado de que os quadrantes são apenas uma versão das realidades da primeira, da segunda e da terceira pessoas? Bem, o Mapa Integral, a Abordagem "Todos os quadrantes, todos os níveis, todas as linhas, todos os estados e todos os tipos" e o Sistema Operacional Integral são apenas palavras relativas à terceira pessoa, são abstrações, uma série de sinais e símbolos do "isto". Mas essas próprias palavras relativas à terceira pessoa insistem em que incluamos também os sentimentos, as experiências e a consciência direta da primeira pessoa, bem como o diálogo, o contato e a consideração interpessoal da segunda pessoa. O próprio Mapa Integral adverte: *este é apenas um mapa da perspectiva da terceira pessoa; portanto, não esqueça as outras importantes realidades, todas as quais devem ser incluídas em qualquer abordagem que se pretenda abrangente.*

A Visão Integral

Já vimos algumas das aplicações possíveis do Modelo Integral. Podemos agora concluir com um breve resumo dos principais elementos do próprio modelo.

Este modelo, ao qual nos referimos abreviadamente como "**todos os quadrantes, todos os níveis**", inclui também "todas as linhas, todos os estados e todos os tipos", os quais são simplesmente cinco dos elementos mais básicos que têm de ser incluídos em qualquer abordagem que se pretenda realmente integral ou abrangente.

Quando esse modelo é usado como guia de referência para organizar ou entender qualquer atividade, nós também o chamamos de **Sistema Operacional Integral**, ou simplesmente SOI. Existem versões mais avançadas de SOI, mas o **SOI Básico**, que apresentamos neste livro, contém todos os elementos essenciais (quadrantes, níveis, linhas, estados e tipos) para ajudar qualquer pessoa a iniciar seu caminho em direção a uma abordagem mais abrangente, inclusiva e eficiente.

Quando o modelo "Todos os quadrantes, todos os níveis, etc.", ou o Sistema Operacional Integral, é usado com o propósito de crescimento e desenvolvimento pessoal na vida real, nós nos referimos a ele como **Prática de Vida Integral**, que parece ser o processo mais abrangente e, conseqüentemente, mais eficiente de transformação de que dispomos. Os pesquisadores do Integral Institute tentaram criar uma versão introdutória simples e fácil desse processo, intitulada **Kit para Iniciantes na Prática de Vida Integral**, a qual talvez você tenha interesse em conhecer. Detesto fazer propaganda, mas não conheço nenhum outro jeito de comunicar a existência do Kit para Iniciantes na Prática de Vida Integral que, pelo menos por algumas pessoas, é considerado um instrumento muito arrojado. (Confira você mesmo no site: www.MyILP.com).

Não o Fim, Mas o Começo

Eis uma outra conclusão importante. O Sistema Operacional Integral é um **sistema neutro**. Ele não diz o que você deve pensar, não impõe a você nenhuma ideologia em particular, nem coage de nenhuma maneira sua percepção. Por exemplo, dizer que os seres humanos têm estados de vigília, de sonho e de sono profundo não é dizer o que você deve pensar enquanto acordado ou o que você deve ver enquanto sonha. Ele simplesmente diz que, se você quiser ser abrangente, terá de procurar incluir os estados de vigília, de sonho e de sono profundo sem forma.

Igualmente, dizer que todas as situações têm quatro quadrantes – ou simplesmente dimensões do "eu", do "nós" e do "isto" – não é dizer o que o "eu" deve fazer, o que o "nós" deve fazer nem o que o "isto" deve fazer. Mas simplesmente diz que, se você estiver tentando incluir todas as possibilidades importantes, deve procurar incluir as perspectivas da primeira, da segunda e da terceira pessoas, porque elas estão presentes em todas as línguas mais difundidas de todo o mundo.

Precisamente pelo fato de o Sistema Operacional Integral ser um sistema neutro, ele pode ser usado para trazer mais clareza, consideração e alcance a praticamente qualquer situação, tornando o sucesso muito mais provável, seja esse sucesso medido em termos de transformação pessoal, mudança social, excelência nos negócios, consideração pelos outros ou simplesmente felicidade na vida.

Mas talvez o mais importante de tudo, uma vez que o Sistema Operacional Integral pode ser usado por qualquer disciplina – medicina, artes, negócios, espiritualidade, política e ecologia – seja o fato de podermos, pela primeira vez na história, iniciar um amplo e produtivo diálogo entre todas essas disciplinas. Uma pessoa que faz uso do Sistema Operacional Integral nos negócios consegue dialogar com facilidade e eficiência com outra que usa o SOI na poesia, na dança ou em outras expressões artísticas,

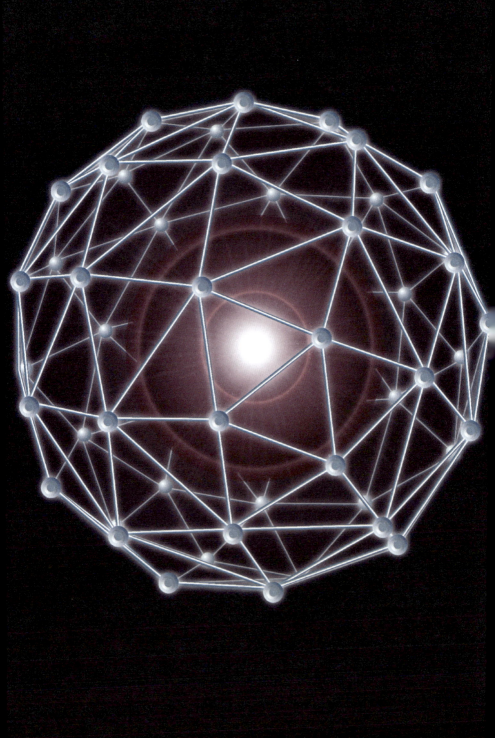

Não o Fim, Mas o Começo

simplesmente porque elas têm uma linguagem comum – ou um sistema operacional comum – com o qual se comunicar. Ao fazer uso do Sistema Operacional Integral, você pode não apenas operar centenas de diferentes programas de software, mas também todos esses programas podem se comunicar entre si e aprender uns com os outros, fazendo avançar o curso evolutivo a dimensões ainda maiores de ser e conhecer e fazer.

É por isso que milhares de estudiosos e professores de todo o mundo se uniram para criar a Integral University, a primeira comunidade mundial de aprendizagem integral. Como todas as diversas atividades humanas, antes separadas por jargões e terminologias incompatíveis, podem de fato começar a se comunicar efetivamente umas com as outras pelo uso de Sistema Operacional Integral, todas essas disciplinas podem começar a dialogar e aprender umas com as outras. Isso nunca antes aconteceu efetivamente em nenhum momento da história e é por isso que a aventura integral está realmente prestes a começar.

Qualquer que seja a nossa maneira de abordar tudo isso, a questão acaba simplesmente se resumindo a alguns poucos pontos. Em seu próprio crescimento e desenvolvimento, você tem capacidade para levar o eu, a cultura e a natureza a modos cada vez mais elevados, amplos e profundos de ser, expandindo a identidade separada do "eu" para uma identidade mais completa com o "nós" e para uma identidade ainda mais profunda com o "todos nós" – com todos os seres sencientes de todas as partes – à medida que sua própria capacidade para a Verdade, a Bondade e a Beleza se aprofunda e se expande. Uma consciência cada vez maior com uma abrangência cada vez mais ampla, que é percebida no eu, incorporada na natureza e expressa na cultura.

Para, então, **cultivar o corpo, a mente e o espírito no eu, na cultura e na natureza**. Esse é o propósito e objetivo extraordiná-

A Visão Integral

rio da Abordagem Integral e adoraríamos que você se juntasse a nós nessa incrível aventura.

Existe uma nova aventura aqui, uma nova política aqui e até mesmo uma nova revolução, aguardando no horizonte. Você a está percebendo, não está?

Novo trabalho a ser feito, novas epopéias a serem narradas, novo fundamento a ser descoberto; e recônditos do coração a serem revelados quando ele está repleto demais para falar, exultante demais para ver, infinito demais para conter, eterno demais para tocar, mas simplesmente porque ele está aqui e agora, mais perto de você do que seu próprio nariz, mais dentro de você do que seus próprios pensamentos e mais próximo do Espírito do que todos eles, esse interior de Você que está agora lendo esta página, olhando para o mundo e perguntando o que tudo isso significa, quando esse mesmo "o que tudo isso significa" é *você*. Não o você que pode ser visto, mas o Você que está vendo.

O Observador em você, a Testemunha desta página e do mundo inteiro a seu redor: ele brilha e cintila com uma alegria esfuziante diante da liberdade de todo e qualquer momento, uma liberdade ardente e sublime que se liberta para o infinito a cada expiração, provocando arrepios em sua coluna com sua radiante intensidade ao deixar seu corpo, levando dádivas de infinita compaixão e perfeição radical e amor radiante, dádivas tão excessivamente imensas que todo o seu corpo explodiria se tentasse contê-las. Você pode sentir agora essa Plenitude que é sua instigando-o, tentando se expandir, essa Liberdade que é sua, se você apenas se colocar de lado e permitir que ela o tome de assalto. E é o que ela faz, se você descansar como Testemunha disso e de todos os mundos que facilmente surgem em sua própria percepção, mundos que você mesmo cria a cada nascer e pôr-do-sol, quando a órbita luminosa atravessa a vastidão do céu de seu próprio vazio transparente. A grande e *radiante vastidão descerrada*

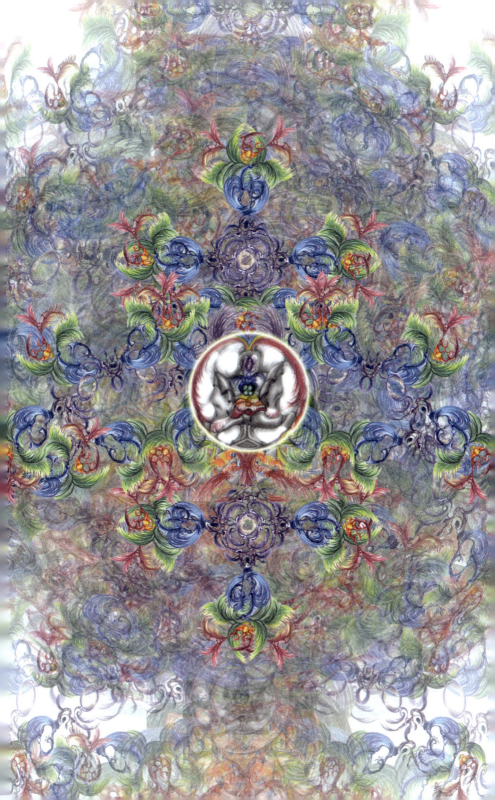

A VISÃO INTEGRAL

que é você, a cada momento, é *tudo* o que existe. Olhe! Olhe! Olhe! O que você vê? O que você *pode* ver, a não ser as texturas de seu próprio Ser, essa grande e Única Prova de sua própria Presença primordial, surgindo em todas as partes como o próprio mundo? Aquele mundo "lá fora" não é outra coisa a não ser a experiência de *você* neste exato momento? Ouça o que eu digo:

Tudo é você.

Você é vazio.

O vazio está se manifestando livremente.

Manifestar-se livremente é libertar-se.

Meus amigos, por favor, juntem-se a mim para realizarmos juntos esta experiência pela última vez:

OBSERVE SUA PERCEPÇÃO NO MOMENTO PRESENTE. Observe os objetos que surgem em sua percepção – as imagens e pensamentos que surgem em sua mente, os sentimentos e sensações que surgem em seu corpo, a miríade de objetos surgindo no ambiente ao seu redor, dentro ou fora de casa. Todos eles são objetos surgindo em sua percepção.

Pense agora no que havia em sua percepção cinco minutos atrás. A maioria dos pensamentos mudou, a maioria das sensações físicas mudou e, provavelmente, a maior parte do entorno também mudou. Mas algo não mudou. Algo em você permanece agora sendo o mesmo que cinco minutos atrás. O que está presente agora que esteve presente cinco minutos atrás?

O "Eu sou". O sentimento-percepção do "Eu sou" continua presente. Eu sou essa percepção sempre presente. Essa percepção está presente agora, esteve presente um instante atrás, esteve presente um minuto atrás e esteve presente cinco minutos atrás.

O que esteve presente cinco horas atrás?

O "Eu sou". Essa percepção do "Eu sou" é uma percepção que está sempre se autoconhecendo, se auto-reconhecendo e se autovalidando. Ela está presente agora e esteve presente cinco horas atrás. Todos os meus pensamentos mudaram, todas as sensações do meu corpo mudaram, o ambiente ao meu redor mudou, mas a percepção do "Eu sou" está sempre-presente, radiante, aberta, vazia, clara, ampla, transparente, livre. Os objetos mudaram, mas não a percepção desse "Eu sou" sem forma. Essa óbvia e presente percepção do "Eu sou" está presente agora como esteve presente cinco horas atrás.

O que esteve presente cinco anos atrás?

A percepção do "Eu sou". Muitos objetos apareceram e desapareceram, tantos sentimentos vieram e se foram, muitos pensamentos surgiram e foram embora, muitos dramas e terrores e amores e ódios vieram, ficaram por um tempo e se foram. Mas uma coisa não veio nem foi embora. O que é essa coisa? Qual é a única coisa presente em sua percepção neste exato momento que você se lembra que esteve presente cinco anos atrás? Essa percepção intemporal sempre presente do "Eu sou" está presente agora como esteve presente cinco anos atrás.

O que esteve presente cinco séculos atrás?

Tudo que está sempre presente é a percepção do "Eu sou". Toda pessoa tem essa mesma percepção de "Eu sou" – porque ela não é um corpo, não é um pensamento, não é um objeto, não é o ambiente circundante, não é nada que possa ser visto, mas é antes Aquele que Vê, o Observador sempre presente, a Testemunha constante, aberta e vazia de tudo o que está surgindo, em toda e qualquer pessoa, em qualquer mundo, lugar e tempo em todos os mundos até o fim dos tempos, existe apenas e sempre essa óbvia e imediata percepção do "Eu sou". O que mais você poderia conhecer? O que mais poderia haver para conhecer? Existe apenas e sempre essa percepção sempre presente do "Eu sou", radiante que conhece a si próprio, sente e transcende a si próprio, presente tanto agora, como cinco minutos, cinco horas e cinco séculos atrás.

Cinco milênios atrás?

Antes de Abraão existir, EU SOU. Antes de o universo existir, EU SOU. Esta é a minha Face original, a face que eu tinha antes de meus pais nascerem, a face que eu tinha antes de o universo nascer, a Face que eu tive por toda a eternidade até ter decidido entrar nesta brincadeira de esconde-esconde e me perder nos objetos criados por mim mesmo.

Eu NUNCA mais vou fingir que não conheço ou não sinto a minha própria percepção sempre presente do "Eu sou".

E com isso, a brincadeira chega ao fim. Milhões de pensamentos apareceram e desapareceram, milhões de sentimentos vieram e se desvaneceram, milhões de objetos surgiram e se foram. Mas uma única coisa não apareceu e uma única coisa não desapareceu: o grande

Não-nascido e o grande Imortal, que jamais entra nem deixa a corrente do tempo, uma pura Presença fora do tempo, flutuando na eternidade. Eu sou esse grande e óbvio "Eu sou", que conhece a si mesmo, valida a si mesmo e libera a si mesmo.

Antes de Abraão existir, EU SOU.

EU SOU não é nada mais do que o Espírito na primeira pessoa, o Ser último, sublime e radiante criador de tudo e de todo o Cosmos, presente em mim, em você, nele, nela e neles – como a percepção sempre presente do "Eu sou" que todo e cada um de nós sente.

Porque em todos os universos conhecidos, o número total de "Eu sou" é apenas um.

Descanse sempre nessa percepção sempre presente do "Eu sou", a mesma percepção do "Eu Sou" que está sentindo neste exato momento, que é o próprio Espírito Não-nascido brilhando em você e através de você. Assuma também a sua identidade pessoal – como este ou aquele objeto, este ou aquele eu ou esta ou aquela coisa –, permanecendo sempre no Fundamento de Tudo o que Existe, como essa grande e totalmente óbvia percepção sempre presente do "Eu sou", e levante-se para prosseguir seu dia, no universo que essa percepção sempre presente do "Eu sou" criou.

É um novo dia, um novo alvorecer, um novo homem e uma nova mulher. O novo ser humano, assim como o novo mundo, é integral.

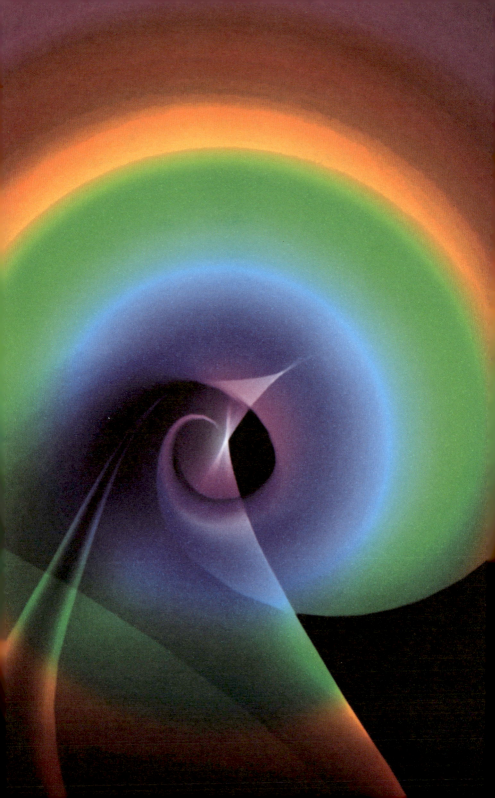

Outros livros de Ken Wilber

The Spectrum of Consciousness (1977) [*O Espectro da Consciência*, Editora Cultrix, SP, 1990]. Uma introdução ao modelo que abarca todo o espectro, o primeiro a mostrar, de modo sistemático, como os grandes sistemas de Psicologia do Ocidente podem ser integrados às grandes tradições contemplativas do Oriente.

No Boundary: Eastern and Western Approaches to Personal Growth (1979). Um guia simples e popular sobre as psicologias e psicoterapias existentes tanto de fontes ocidentais quanto orientais; criado por Wilber como reflexo da fase "romântica" de suas primeiras obras.

The Atman Project: A Transpersonal View of Human Development (1980) [*O Projeto Atman – Uma Visão Transpessoal do Desenvolvimento Humano*, Editora Cultrix, SP, 1999]. O primeiro sistema de psicologia a sugerir um modo de unir abordagens orientais e ocidentais, convencionais e contemplativas, ortodoxas e místicas numa única estrutura coerente.

Up from Eden: A Transpersonal View of Human Evolution (1981). A partir de teorias que vão desde Joseph Campbell até Jean Gebser, Wilber traça a jornada evolutiva da humanidade – e a "dialética do processo" – de seu passado primitivo até seu futuro integral.

The Holographic Paradigm and Other Paradoxes: Exploring the Leading Edge of Science (1982) [*O Paradigma Holográfico e Outros Paradoxos – Uma Investigação nas Fronteiras da Ciência*, Editora Cultrix, SP, 1991]. Uma antologia de contribuições de cientistas e pensadores proeminentes sobre o diálogo entre ciência e religião.

A Visão Integral

A Sociable God: Toward a New Understanding of Religion (1983) [*Um Deus Social – Breve Introdução a uma Sociologia Transcendental,* Editora Cultrix, SP, 1987]. Uma introdução acadêmica a um sistema de métodos confiáveis pelos quais julgar a legitimidade e autenticidade de qualquer movimento religioso.

Eye to Eye: The Quest for the New Paradigm (1983). Um exame das três esferas do conhecimento: a esfera empírica dos sentidos, a esfera racional da mente e a esfera contemplativa do espírito.

Quantum Questions: Mystical Writings of the World's Great Physicists (1984). Uma antologia de textos selecionados da obra dos grandes físicos, incluindo Heisenberg, Schroedinger, Einstein, de Broglie, Jeans, Planck, Pauli e Eddington.

Transformations of Consciousness: Conventional and Contemplative Perspectives on Development, Ken Wilber, Jack Engler e Daniel P. Brown (1986) [*Transformações da Consciência – O Espectro do Desenvolvimento Humano*, Editora Cultrix, SP, 1999). Nove ensaios explorando o modelo do espectro total do crescimento e desenvolvimento humano, do pré-pessoal ao pessoal e ao transpessoal.

Spiritual Choices: The Problem of Recognizing Authentic Paths to Inner Transformation, organizado por Dick Anthony, Bruce Ecker e Ken Wilber (1987). Psicólogos e mestres espirituais contribuem para esse estudo dos movimentos religiosos, com a finalidade de responder ao dilema de como distinguir uma tirania espiritual de uma legítima autoridade espiritual.

Grace and Grit: Spirituality and Healing in the Life and Death of Treya Killam Wilber (1991). A comovente história do casamento de Ken e Treya e a jornada do casal pelos cinco anos de tratamento para combater o câncer de mama que acabou causando a morte de Treya.

Sex, Ecology, Spirituality: The Spirit of Evolution (1995). O primeiro volume da Trilogia Kosmos e o livro que introduziu o modelo dos quatro quadrantes. Uma empreitada de conhecimento e sagacidade que traça o curso da evolução da matéria para a vida e para a mente (e possíveis níveis mais elevados no futuro) e descreve os padrões comuns que a evolução assume em todos os três domínios.

A Brief History of Everything (1986). Uma versão resumida e de leitura fácil de *Sex, Ecology, Spirituality*, escrita em estilo coloquial acessível, sem todos os argumentos e notas técnicas; o livro para iniciantes na obra de Wilber.

The Eye of Spirit: An Integral Vision for a World Gone Slightly Mad (1987) [*O Olho do Espírito – Uma Visão Integral para um Mundo que Ficou Ligeiramente Louco*, Editora Cultrix, SP, 2001]. Ensaios que exploram a aplicação da Abordagem Integral a áreas como psicologia, espiritualidade, antropologia, estudos culturais, teoria da arte e da literatura, ecologia, feminismo e transformação planetária.

The Marriage of Sense and Soul: Integrating Science and Religion (1998) [*A União da Alma e dos Sentidos – Integrando Ciência e Religião*, Editora Cultrix, SP, 2001). Depois de pesquisar as grandes tradições de sabedoria do mundo e explorar seus traços comuns, Wilber apresenta argumentos convincentes que são não apenas compatíveis com as verdades científicas, mas também trabalham com um método científico similar.

A Visão Integral

The Essential Ken Wilber: An Introductory Reader (1998). Passagens breves dos livros mais populares de Wilber, divulgando a essência e o prazer de leitura de seus escritos para iniciantes em sua obra.

One Taste: The Journals of Ken Wilber (1999). Um exame vivo e penetrante de um ano na vida de Ken Wilber.

The Collected Works of Ken Wilber, vols. 1-8 (1999-2000). Uma série em progresso.

Integral Psychology: Consciousness, Spirit, Psychology, Therapy (2000) [*Psicologia Integral – Consciência, Espírito, Psicologia, Terapia*, Editora Cultrix, SP, 2007]. Um estudo notável que introduz a primeira psicologia verdadeiramente integral; esse modelo inclui ondas de desenvolvimento, correntes de desenvolvimento e estados de consciência do eu, seguindo seu percurso do subconsciente para o autoconsciente e o superconsciente.

A Theory of Everything: An Integral Vision for Business, Politics, Science, and Spirituality (2001) [*Uma Teoria de Tudo: Uma Visão Integral para os negócios, a política, a ciência e a espiritualidade*, Editora Cultrix, SP, 2003]. Um sumário compacto da Abordagem Integral como uma autêntica "filosofia de mundo", digno de nota por incluir muitas aplicações a vários campos da vida real. Uma escolha popular para leitura introdutória.

Boomeritis: A Novel That Will Set You Free (2002). Com sua combinação de brilhante erudição e excelente paródia, este romance visa um dos obstáculos mais persistentes à compreensão da visão integral; a doença do pluralismo somada à do narcisismo que Wilber chama de "boomeritis".

Outros Livros de Ken Wilber

The Simple Feeling of Being: Embracing Your True Nature (2004). Uma coletânea de passagens inspiradoras, místicas e educativas extraídas das obras publicadas de Wilber, compiladas e organizadas por alguns de seus discípulos mais avançados.

Integral Spirituality: A Startling New Role for Religion in the Modern and Postmodern World (2006). Uma teoria da espiritualidade que leva em conta as verdades da pré-modernidade, da modernidade e da pós-modernidade – incluindo as revoluções científicas e culturais – ao mesmo tempo que incorpora os ensinamentos essenciais das grandes religiões. Este é um livro verdadeiramente revolucionário, elogiado pela crítica como uma visão radicalmente nova da natureza e do papel da religião e da espiritualidade.

Créditos

Diretor de criação: **Marco Morelli**
Zoosphere Creative Consulting, LLC

Programação gráfica: **Paul Salamone**
Diagramação: cortesia de **Mario Feliciano**

Aos seguintes artistas por suas contribuições:
Rommel DeLeon
Páginas 6, 22-23, 25-26, l08-9, 138 (foto do meio), 204-5, 206-7, 208

Todd Guess
Páginas 14, 64, 78, 83, 154, 222

Karl Eschenbach
Páginas 128, 156-57, 158-59, 160

Nomali Perera
Páginas 60-61

Kim Smith
Página 215

Outros artistas que contribuíram:
Chad Baker/Ryan McVay – páginas 12-13
David Brunner – página 19
Marinko Tarlac – página 29
Paul Salamone – páginas 35 (imagem da terra franqueada pela NASA), 40, 54, 122, 144, 187
Kevin Russ – página 45

Edward Koren – página 51 (© The New Yorker Collection 1995 Edward Koren do cartoonbank.com. Todos os direitos reservados.)

Mark Pruitt – páginas 62-63

Joseph Jean Rolland Dubé – página 69 (superior)

Maartje van Caspel – páginas 69 (centro), 93 (superior direito)

Klaas Lingbeek van Kranen – página 69 (inferior)

Alex Bramwell – página 73

Joel Morrison e Ken Wilber – páginas 90, 110

Antonis Papantoniou – páginas 93 (superior esquerdo), 186

Lisa F. Young – página 93 (inferior esquerdo)

Lloyd Paulson – página 93 (inferior direito)

Peter Chen – página 99 (superior esquerdo)

Amanda Rohde – páginas 99 (superior direito), 196 (centro)

Lise Gagne – página 99 (inferior esquerdo)

Eliza Snow – página 99 (inferior direito)

Jim Jurica – página 101

Kateryna Govorushchenko – página 103

Ben Wright e Ken Wilber – páginas 119, 212

Elena Ray – páginas 124, 138 (superior)

Vladimir Pomortsev – página 138 (inferior)

Brand X Pictures – Capítulo 6, todas as imagens topográficas do corpo.

Steve Self – página 182

Andy Lim – página 196 (lado esquerdo)

Oleg Prikhodko – página 196 (lado direito).

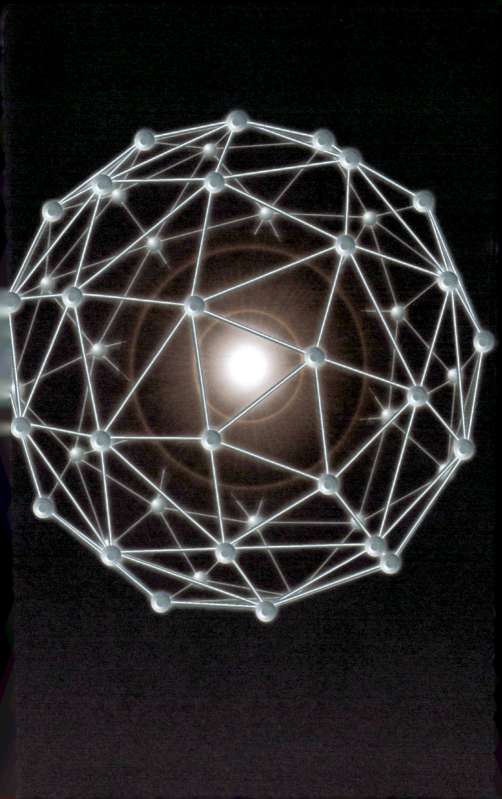